医院财务管理理论与实务

王泓智　吕轶娟　林春环　著

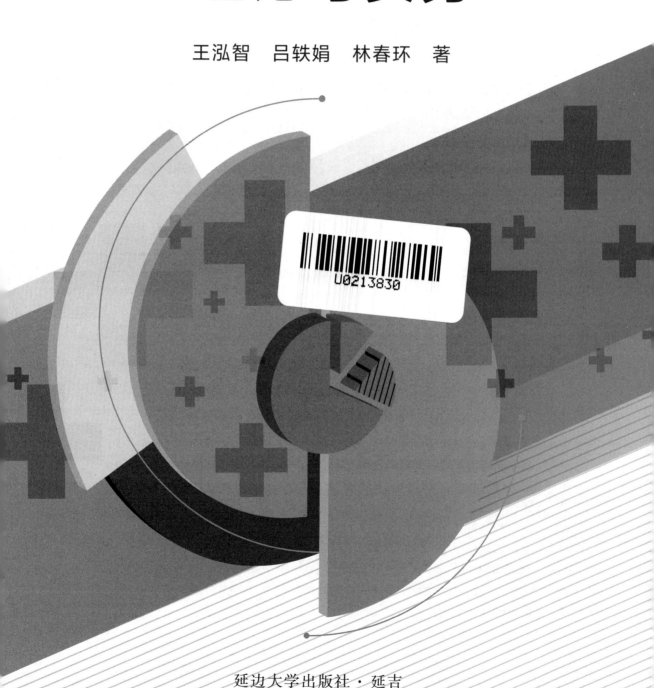

延边大学出版社·延吉

图书在版编目（CIP）数据

医院财务管理理论与实务 / 王泓智，吕轶娟，林春
环著. -- 延吉：延边大学出版社，2024.4
  ISBN 978-7-230-06529-0

Ⅰ．①医… Ⅱ．①王… ②吕… ③林… Ⅲ．①医院—
财务管理—研究 Ⅳ．①R197.322

中国国家版本馆 CIP 数据核字（2024）第 092883 号

医院财务管理理论与实务

著　　者：王泓智　吕轶娟　林春环
责任编辑：朱秋梅
封面设计：文合文化
出版发行：延边大学出版社
社　　址：吉林省延吉市公园路 977 号　　　邮　　编：133002
网　　址：http://www.ydcbs.com
E-mail：ydcbs@ydcbs.com
电　　话：0433-2732435　　　　　　　传　　真：0433-2732434
发行电话：0433-2733056
印　　刷：廊坊市海涛印刷有限公司
开　　本：787 mm×1092 mm　 1/16
印　　张：11　　　　　　　　　　　字　　数：200 千字
版　　次：2024 年 4 月　第 1 版
印　　次：2024 年 4 月　第 1 次印刷
ISBN 978-7-230-06529-0

定　　价：68.00 元

前　言

　　医院是社会生活中不可或缺的重要部门和组织机构，要保证医院健康、稳固发展，其财务管理体系发挥着重要的作用。如果一个医院的财务管理存在诸多漏洞，不仅会给其内部控制系统带来安全隐患，而且会影响其未来发展。

　　财务管理是现代化企业管理发展的产物，医院在实施财务管理的过程中，应依据自身的实际情况，制定相应的管理办法，以改善内部管理，提高工作效率，进而提升医院的整体工作质量。

　　医院财务管理从不同方面规范了医院内部的工作制度和工作职责，其中，包括各部门的职责分工制度，严格的预算、审批、检查制度，严密的保管制度，有效的内部审计制度，以及各个重要岗位管理人员的职责等。医院财务管理对医院发展具有重大意义，它合理规划了医院资金的使用，防止医院内部腐败问题，确保国家财产安全。

　　本书在新会计制度的基础上，对医院财务的精细化管理手段进行了分析，并对医院财务管理中的成本管理、资产管理等内容进行了介绍，在医院财务管理理论架构阐述的基础上，展开对医院资产管理与核算、收入管理、负债管理与核算等业务的内部控制论述，以期帮助医院实现更好的财务管理，取得更好的经济效益和社会效益。

　　本书由刘英、温建平、吴佳丽负责审稿工作。由于笔者的水平有限，在撰写过程中可能存在一些不妥之处，请读者朋友批评指正、不吝赐教。

目　　录

第一章　医院财务管理理论基础

第一节　医院财务管理概述

医院开展医疗服务，必须有人力、物资等各项经营要素，并开展相关活动，这些活动构成了医院的财务活动。同时，医院在进行财务活动时，必然集中反映一定的财务关系。为此，要了解什么是财务管理，就必须分析医院的财务活动和财务关系。

一、医院的财务活动

在社会主义市场经济条件下，社会经济各方面都围绕着商品生产、交换、分配和消费等展开活动，通过市场调配资金，促进整个社会的价值运转。医院在提供医疗服务的过程中，要消耗一定的人力、物力和财力，随着医疗服务活动的不断开展，资金的收支活动也在不断发生。医院资金方面的活动，构成了医院经济活动的一个独立方面，即医院的财务活动。

（一）医院资金运动的主要体现

由医院自身的特征所决定，医院的资金运动主要体现在以下三个方面：

第一，医疗服务经营过程中的资金运动。医疗服务活动过程中的资金运动表现为通过国家经常性财政补助、上级补助和经营收入取得货币资金，再用货币资金购买材料、物资形成储备资金。经过领用，在医疗服务过程中消耗后，形成新的货币资金，参加下一次的资金周转。

第二，药品销售过程中的资金运动。先用货币资金购买药品形成储备资金，然后根据病人的病情需要，开方销售药品，取得按国家规定增多的货币资金，不断地进行资金周转。

第三，制剂生产过程中的资金运动。首先，从货币资金形态到储备资金形态及其相应的供应过程；其次，从储备资金形态到生产资金形态及其相应的生产过程；最后，从成品资金形态回到货币资金形态及其相应的销售过程。制剂通过销售过程，又取得了货币资金，取得货币收入继续进行下一次生产储备，使制剂连续生产。

（二）医院资金运动的内容

医院的资金运动从货币资金开始，经过若干阶段，又回到货币资金形态的运动过程，叫作医院资金的循环。医院资金周而复始不断循环，叫作医院资金的周转。医院资金的循环、周转体现着医院资金运动的形态变化。具体说来，医院的资金运动包括资金筹集、资金运用和资金分配三个方面。

第一，资金筹集。资金指社会再生产过程中能够以货币表现的，用于生产周转和创造物质财富的价值。任何一个经济组织进行生产经营活动，必须筹集一定数量的资金。资金筹集是医院医疗服务活动的起点和基本环节，是医院存在和发展的首要条件。

随着社会主义市场经济体制的进一步完善，资金筹集渠道日益多元化，资金筹资方式日益多样化。总体而言，资金来源包括两大部分：一部分是所有者投资，这部分投资形成医院的自有资金；另一部分是通过不同筹资渠道所形成的借入资金。筹资方式既可以是发行股票、债券，又可以是吸收直接投资或从金融机构借入资金。无论是以何种形式获得的资金，都需要付出筹资代价，如定期支付股息、红利及借入资金支付利息等。

我国医院分为非营利性医院和营利性医院。非营利性医院多为政府主办的，国家是医院的所有者，其筹集资金的渠道包括国家财政补助、主管部门补助、银行信贷、社会捐赠、医院内部积累、其他负债等。营利性医院的资金主要来源于投资者投入和银行信贷，以及社会捐赠、医院内部积累、其他负债等。

第二，资金运用。资金运用是指医院通过各种资金渠道及具体的筹资方式获得必要的资金后，将其用于医疗服务活动的各个过程中，主要表现为购买劳动资料和劳动对象，以及向医疗技术人员和管理人员支付工资，以补偿物化劳动和活劳动的消耗。例如，设备购置使医院获得劳动资料，同时形成固定资产；材料、物资、药品的采购，使医院获得劳动对象，为劳动手段提供条件；无形资产的研究和开发，使医院有一部分用于无形资产投放的资金。此外，医院也会将闲置资金对外投放，以获取投资收益。总体上，医院资金主要占用在流动资产、固定资产和无形资产三方面。

第三，资金分配。医院在提供医疗服务的过程中会产生结余，这表明医院资金使用效益的增加或取得了经营收益。医院有了收支结余，就要进行分配，先要按照规定计提职工福利基金，剩余部分转入事业基金，作为医院积累，用于医院发展。

二、医院的财务关系

医院的财务关系是指医院在财务活动过程中与各有关经济利益集团之间的关系。医院在提供医疗服务的过程中与各方利益集团有着广泛而密切的联系，这些联系主要表现在以下七个方面：

（一）医院与所有者之间的财务关系（所有者即投资人）

医院的投资人主要有国家、法人单位、个人和外商。我国的医院以公立医院为主，政府是公立医院的唯一所有者，医院与所有者之间的财务关系实质是政府与医院的资金分配关系。

一方面，政府为了保证医院开展医疗业务活动和完成工作任务的资金需要，通过财政预算对医院实行拨款。政府对医院的财政拨款，分为经常性事业补助和专项补助。此外，医院还可从财政部门取得财政周转金，定期使用，到期还本并支付占用费等。

另一方面，医院在遵守国家有关方针、政策、法规和制度的前提下独立经营，对国有资产拥有使用权，并接受有关部门的管理和监督。

随着社会主义市场经济体制的确立，我国的民营医院得以发展。民营医院的投资者主要有法人单位、个人和外商。民营医院的所有者按照投资合同、协议、章程的约定，履行出资义务，这些资金是民营医院的资本金。民营医院利用资本金进行经营，并按照出资比例或合同、协议、章程的规定，向其所有者分配利润。

医院与所有者之间的财务关系，体现了医院所有权的性质，反映了医院经营权与所有权的关系。

（二）医院与金融单位之间的财务关系

医院除了利用所有者投入的资金开展医疗活动外，还要借入一定数量的资金，以满足自己经营的资金需求。医院与金融单位之间的财务关系，主要是指医院与银行之间的存款、贷款和结算关系。医院为了业务需要，有时向银行借款，按规定还本付息；医院将资金周转过程中暂时闲置的货币资金存入银行，随时提用，并定期取得利息；医院对外的一切结算，除了按规定使用现金以外，都应通过银行转账结算。

（三）医院与主管部门、主办单位、社会保障部门之间的财务关系

医院与主管部门、主办单位之间的财务关系，主要是指主管部门或主办单位拨给医院补助，医院因药品超收上缴给主管部门或主办单位应缴超收款，形成医院与主管部门、主办单位之间的财务关系。医院与社会保障部门之间的财务关系，主要是指医院交给社会保障部门职工医疗保险金、失业保险金、养老保险金等，形成医院与社会保障部门之间的财务关系。

（四）医院与其他单位之间的财务关系

医院与其他单位之间的财务关系，主要是指医院从市场购买有关商品，以及接受有关技术和劳务，需要支付相应的款项；医院向其他单位提供劳务服务，按规定应向这些单位收取相应的款项，形成医院与其他单位之间的资金收付财务关系。

（五）医院与病人之间的财务关系

医院与病人之间的财务关系，主要是指医院向病人提供医疗服务而收取一定的费用，病人因接受医院提供的服务或产品而应支付相应的费用，形成医院与病人之间的财务关系。

（六）医院内部各部门、各科室之间的财务关系

医院内部各部门、各科室之间的财务关系，主要是指医院内部各部门、各科室之间在提供医疗服务的过程中相互提供产品或劳务所形成的经济利益关系。医院为了保障开展业务工作的资金需要，按照预算，将资金在内部各部门、各科室之间进行分解，并对其经济活动进行管理和监督。在实行内部经济核算的条件下，医院内部各部门、各科室之间相互提供产品或劳务要进行计价结算，由此形成资金使用的内部结算与利益分配关

系等。

（七）医院与职工之间的财务关系

医院与职工之间的财务关系，主要是指医院在向职工支付劳动报酬的过程中所形成的经济利益关系。医院按照职工提供的劳动数量和质量而支付工资、补助工资、其他工资，以及办理各种欠款的结算。

三、医院财务管理的内容

医院财务管理是进行医院财务各项工作和协调医院财务各种关系的重要经济管理活动形式，是一家医院生存与发展的基石。其主要内容涉及筹资管理、投资管理、资产管理、运营管理和利润分配管理等。目前，我国的医疗卫生事业是一项社会公益性事业，医院是医疗卫生服务的主体，其财务管理具有一定的、突出的特点。

医院不像公司那样输出制造产品，但医疗服务离不开大量的人力、财力、物力资源，医院管理离不开财务管理。财务管理对医院的医疗服务及其他运营活动具有直接引导和内部控制作用，医院要想取得经济效益和社会效益的最大化，就需要利用合理的财务管理作为重要保障。

四、医院财务管理的特征

财务管理是随着商品生产和商品交换的发展而不断发展起来的，萌芽于 15、16 世纪，伴随着地中海沿岸城市的商业发展而出现；形成于 19 世纪中后期，股份公司的发展使财务管理从企业管理中分离出来，成为一种独立的管理职能；发展于 20 世纪，尤其是 20 世纪 50 年代以后，随着企业生产经营规模的不断扩大，生产经营活动日益复杂，人们逐渐认识到财务管理的重要性，其理论与方法得到了令人瞩目的发展和完善。任何社会组织开展经济活动，都必须组织财务活动、处理财务关系，因此财务管理已成为企事业单位、政府机构，以及其他社会团体和组织实施管理的一项重要的经济管理工作。

医院财务管理是根据医院业务经营目标的需要，按照医院资金运动的规律，组织医院财务活动、处理医院与各方面财务关系的一项经济管理工作，是医院管理的重要组成部分。

医院财务管理区别于医院的其他管理，其特征如下：

第一，医院财务管理是一种价值管理。医院财务管理是对医院医疗服务过程中的价值运动所进行的管理，它利用收入、支出、结余等价值指标，来组织医院医疗服务过程中价值的形成、实现和分配，并处理这种价值运动中的经济关系。

第二，医院财务管理是一项综合管理。医院各项医疗服务活动的进行，均伴随着医院资金的收支，财务管理的触角必然伸向医院医疗活动的各个角落。每个部门都会通过资金的收付与财务管理部门发生联系，每个部门也都要在合理使用资金和组织收入方面接受财务管理部门的指导，受到财务管理制度的约束。医院所有医疗活动都反映为资金运动，财务管理是对资金运动的管理，因此其管理范围涉及医院的人、财、物各个方面，是一项综合性管理工作。

医院财务管理是按照医院资金的运动过程，对资金的筹措、运用、回收和分配，进行科学有效的计划、组织与控制。医院财务管理的基本内容包括筹资管理、流动资产管理、固定资产与无形资产管理、对外投资管理、成本费用管理、收入管理、结余及其分配管理、财务分析管理、财务预算管理等。随着理财环境的变化，医院财务管理的内容也会随之发生变化，医院重组财务管理、医院人力资本财务管理等问题已经引发了理论界和实务界的探索与思考，必将纳入医院财务管理的内容中来。

第二节　医院财务管理的职能和原则

一、医院财务管理的职能

任何事物都有一定的职能（功能）。由事物本身的特征所决定的固有的职能，称为基本职能。随着事物的发展，人们为了更有效地实现预期目的，事物的基本职能就派生出一些新的职能。就财务管理而言，职能是指财务管理所具有的职责与功能，由财务管理的对象和内容决定。财务管理的基本职能是组织职能。

随着财务活动的日益复杂，一些新的财务职能逐渐从组织职能中派生出来。因此，财务管理的职能主要包括财务预测、财务决策、财务计划、财务组织、财务领导、财务控制，以及财务分析、评价与考核等。医院通过对这些职能的有效运用，来实现财务管理的目标。

（一）财务预测

财务预测就是在认识财务活动的过去和现状的基础上，发现财务活动的客观规律，并据此推断财务活动的未来状况和发展趋势。预测表现在正确掌握未来财务活动的不确定因素和未知因素，为医院决策提供信息，形成可行性方案，以建立恰当的医院财务管理目标。财务预测既是财务管理的一项重要职能，又是决策、编制执行计划的前提和重要手段。

医院财务预测要根据医院内部和外部的各种财务信息，对医院财务活动的趋势进行科学的预测与估计，包括医院事业发展的各种内外因素、医院市场需求、医疗价格调整趋势预算等。

财务预测不能脱离各项业务预测，但也绝非各项业务预测结果的简单拼凑，而是根据业务活动对资金活动的作用与反作用关系，将业务预测结果进行合乎逻辑的综合。

（二）财务决策

财务管理效果的优劣，在很大程度上取决于财务决策的成败。决策建立在预测的基础之上。根据财务预测的结果，采用一定的决策方法，就可以在若干备选方案中选取一个最优的财务活动方案，这就是财务决策。

财务决策是财务管理的核心。财务预测是为财务决策服务的，财务计划是财务决策的具体化。简言之，财务决策是正确掌握和动用财务管理权的过程。

医院的财务决策包括财务活动的组织与管理、资金的筹措与安排、资金流向的审查与控制、财务成果考核与分配等的选择与决定。

（三）财务计划

财务决策仅仅解决了财务活动方案的选择问题，但并不能保证财务目标的实现。为了实现既定的财务目标，财务活动必须按照一定的财务计划来组织实施。当通过财务决策选定了财务活动方案以后，就应该针对所选方案编制具体的财务计划，如果完成了计划，也就实现了财务目标。

正确地编制财务计划，可以提高财务管理的预见性。医院财务计划大体上包括投资决策计划、流动资金计划、固定资金计划和业务收支计划等。它们是医院筹集、使用、分配资金的具体执行计划。在实际工作中，这些计划往往将分别编制为年度计划和季度计划，以便更好地组织实施。

（四）财务组织

财务组织职能是指为了完成财务计划目标，合理组织财务管理活动中的各个要素、各个环节和各个方面，从上下左右的相互关系上，进行合理的分工与协作，科学合理地组织成一个整体，对财务活动进行协调、有序的管理。

医院财务组织职能主要表现在以下五方面：

1.建立合理的组织机构，设置财务处、财务科、财务室等。

2.按照医院财务管理的需要进行分工，确定各部门、各科室的职责范围，建立责任制，明确各部门或有关岗位成员所担负的任务与所拥有的相应权力，使责、权、利紧密结合。

3.建立财务信息沟通渠道。

4.确定财务管理方式，如统一领导、分级核算、归口管理等。

5.正确选择和配备财务管理人员，做好培训、调配、考评、奖惩等工作，以满足财务管理组织的需要，并充分调动财务管理组织和人员的积极性。

（五）财务领导

财务领导职能也称财务指挥职能，它是指财务领导者与财务管理人员根据财务管理目标和财务决策的要求，运用组织权力和适当手段，指导和监督下属财务管理机构和人员实现决策目标的一种管理职能，主要包括财务指挥职能与财务协调职能。

财务指挥职能是指按计划的要求领导人们完成所分配的任务的一种管理功能。财务指挥职能保证计划得以执行，组织得以运转。财务指挥职能发挥作用的过程，实际上就是财务管理人员在一定的组织形式下，领导人们具体地执行财务计划的过程。

财务协调职能是指消除医疗服务过程及财务管理过程中各部门之间的不和谐现象，以加强相互间的配合能力，实现按财务总目标的轨道同步发展的一种管理功能。

（六）财务控制

财务控制职能是指按照财务计划目标和确定的标准，对医院任何活动进行监督、检查，并将财务活动的实际成果与财务计划目标对照，发现差异，找出原因，采取措施纠正财务计划执行中的偏差，以确保财务计划目标的实现。

在财务计划组织实施的过程中，由于主观和客观两方面的原因，财务活动的实际进展与计划要求可能会产生差异，对于这种差异，如果不加以控制，就不能保证完成财务计划。

从广义上讲，财务控制包括事前控制（预测）、事中控制和事后控制（分析）；从狭义上讲，财务控制是指事中控制。这里采用的是狭义概念。医院财务控制系统由确定财务控制目标、建立财务控制系统、财务信息传递与反馈、纠正偏差四个方面组成。

从一般意义上讲，管理的目的是使管理对象成为和谐的有机体，无论是计划、组织、领导，还是控制，都应体现协调。这是由管理对象的客观要求决定的。

（七）财务分析、评价与考核

财务分析是事后的财务控制。财务分析是将医院财务活动的实际结果与财务计划或历史实绩等进行比较，分析存在的差异及其产生的原因，从而为编制医院下期财务计划和之后的财务管理提供一定的参考依据。

财务评价以财务分析为基础，是为了说明财务绩效的优劣及其程度。

财务评价通常以财务计划或财务实绩、同行业平均先进水平为评价依据。

财务考核是对一定责任主体（部门或个人）的财务责任完成情况进行考察和核定。财务考核的目的是贯彻责任与利益的统一，从而促进各部门和个人更好地完成所承担的财务责任。

在深化医疗卫生体制改革政策实施的背景下，医院的财务管理流程和制度都进行了调整，并得到相应的实施。随着医疗体制改革的不断深入，医院对经济绩效的财务考评也在逐步加深，因此医院财务管理部门的责任和压力不断提升。医院的财务管理部门要积极适应此种变化，除了要做好日常的财务管理工作以外，还要完善工作内容，积极应对医疗体制改革带来的职能转变；注重财务管理中的信息系统建设，并与医院的管理系统保持兼容性；注重管理的效率和结果，建设一体化系统，让财务管理通过预算、核算、决算等多个环节提高分析能力；主动地与其他科室建立沟通渠道；让资金管理更加安全。

二、医院财务管理的原则

原则不是研究的出发点，而是它的最终结果；这些原则不是被应用于自然界和人类历史，而是从它们中抽象出来的；不是自然界和人类去适应原则，而是原则只有在符合自然界和历史的情况下，才是正确的。财务管理的原则也是如此，它是从理财实践中抽象出来的并在实践中证明是正确的行为规范，是财务管理必须遵循的准则。医院财务管理的原则，是由医院的性质及其组织管理的要求所决定的，是组织医院经济活动、处理财务关系的准则。

医院财务管理应遵循以下四项原则：

（一）资金合理配置原则

资金合理配置原则就是通过资金活动的组织和调节，来保证各项物质资源具有最优化的结构比例关系。医院财务管理是对医院全部资金的管理，而资金运用的结果则形成医院各种各样的物质资源。

按照系统论的观点，组成系统的各个要素的构成比例是决定一个系统功能状况的最基本的条件。系统的组成要素之间存在着一定的内在联系，系统的结构一旦形成，就会对环境产生整体效应，或是有效地改变环境，或是产生不利的影响。

医院的各项财务活动也构成一个系统，财务活动开展需要占用资金，资金配置合理，物质资源构成比例适当，就能保证医疗服务活动顺畅运行，否则就会影响医院财务活动的协调，甚至影响医院的兴衰。

医院财务管理从筹资开始，到资金收回为止，经历了资金筹集、投放、收回、分配等阶段。只有把资金按合理的比例配置在医院医疗服务的各个环节中，也就是从财务角度合理地安排医院各种资金，才能实现医院物质资源的优化配置。资金合理配置是医院持续、高效发展必不可少的条件。

（二）收支积极平衡原则

收支积极平衡原则就是要求资金收支不仅在一定期间总量上求得平衡，还要在每一个时点上实现协调平衡。资金收支在每一个时点上的平衡性，是资金循环过程得以周而复始进行的条件。财务管理的过程就是追求平衡的过程，如果不需要平衡，也就不需要财务管理。只有实现了财务收支的动态平衡，才能更好地实现财务管理的目标。

不能采用消极的办法来实现资金收支平衡，而是要积极地坚持量力而行与尽力而为相结合的原则。量力而行，就是要尊重客观经济规律，从医院经济状况的实际出发，充分考虑财力，把有限的资金投入到急需的地方，而不能不顾医院的实际情况，凭主观意志办事，违反客观经济规律，勉强去办一些超出医院经济承受能力的事。尽力而为，就是在财力许可的范围内，充分发挥人的主观能动性，分清轻重缓急，统筹安排资金，合理使用各项资金，努力挖掘各方面的潜力，发挥有限资金的最大效益。量力而行与尽力而为是辩证统一的，促进医院发展，既要量力而行，又要尽力而为。

（三）利益关系协调原则

医院财务管理在组织资金运动过程中，与各有关方面发生密切的经济联系。利益关系协调原则就是在财务管理中利用经济手段，协调国家、医院、员工、病人、往来单位、内部各部门等的利益关系，维护各方的合法权益。

医院是具有一定政府福利职能的公益性事业单位，是非营利性经济组织，其运营的根本目的是不断提高全民健康素质，保障国民经济和社会事业的发展，以社会效益为最高原则。医院财务管理要在法治轨道上运行，要自觉维护国家利益，顾全大局。但在讲求社会效益的同时，医院财务管理还要兼顾经济利益，追求经济效果，要充分利用医院现有的人力资源、物力资源和财力资源，最大限度地满足社会医疗需求。

在处理医院与职工之间的关系时，医院要坚持社会主义按劳分配制度，多劳多得，优劳优得，效率优先，兼顾公平，既要防止片面强调单位和个人利益，忽视国家利益的现象；又要防止单纯强调国家利益，忽视单位和个人利益的现象。

医院对债权人要按期还本付息，与其他单位实行等价交换，医院内部各部门之间要划清责、权、利。

总之，医院在处理各种财务关系时，要遵守国家法律，认真执行政策，保障有关各方应得的利益。

在经济生活中，个人利益和集体利益、局部利益和全局利益、眼前利益和长远利益也会发生矛盾，而这些矛盾往往是不可能完全靠经济利益调节来解决的。医院在处理物质利益关系时，一定要加强思想政治工作，提倡照顾全局利益，防止本位主义、极端个人主义。

（四）实行预算计划管理的原则

医院的全部财务活动（包括一切收支）都要编制预算计划，实行计划管理。正确编制单位预算计划，可以有计划地组织单位的财务活动，保证各项业务的顺利进行。医院预算计划的编制，既要参照预算的前期执行情况，又要考虑计划期内的各种有利和不利因素，使预算计划具有先进性、科学性和可行性。当预算计划执行过程中发生重大变化时，要对原预算计划按规定的程序进行调整，以正确指导单位的业务活动和资金运动。

第三节　医院财务管理的目标

系统论认为，确立正确的目标是系统良性循环的前提条件。目标是系统所希望实现的结果，根据不同系统所要研究和解决的问题，可以确定不同的目标。财务管理目标制约着财务运行的基本特征和发展方向，是财务运行的一种驱动力。不同的财务管理目标，会产生不同的财务管理运行机制。科学地设置财务管理目标，对优化理财行为、实现财务管理的良性循环具有重要意义。

一、财务管理目标理论

财务管理目标又称理财目标，是指一个经济主体进行财务活动所要达到的根本目的。任何一种财务管理目标的出现，都是一定政治、经济环境的产物，随着环境因素的变化，财务管理目标必然发展变化。在现代西方财务理论中，对于财务管理目标的研究，多以企业为对象，在不同的理财环境下，企业追求的理财目标也不尽相同。

（一）利润最大化目标

利润最大化目标兴起于 19 世纪，在西方经济理论中曾是流传甚广的一种观点，对业界尤有重大的影响。当初，企业组织的特征是单个业主，单个业主的唯一目的是增加个人财富，这是可以简单地通过利润最大化目标得以满足的。

利润反映了当期经营活动中投入与产出对比的结果，在一定程度上体现了企业的经济效益，因此在实践中，往往以利润的高低来分析、评价企业的业绩，并且利润这个指标在实际应用方面比较简便，利润额直观、明确，容易计算，便于分解落实。

我国企业在告别高度集中的计划经济体制以后，经营方式由单纯生产型向生产经营型转变。在市场经济条件下，企业自主经营，这使得企业不得不关心市场、关心利润。利润的多少体现为企业对国家贡献的大小，国家也把利润作为考核企业经营情况的首要指标，把企业职工的经济利益与企业实现利润的多少紧密联系起来。利润最大化对于企业投资者、债权人、经营者和职工来说，都是有利的。

但是，在利润最大化这一财务管理目标中，利润的计算没有考虑利润发生的时间和资金的时间价值，也没有有效地反映风险问题，往往会导致企业财务行为的短期化，而不顾企业的长远发展。因此，将利润最大化作为企业的理财目标，存在一定的片面性。

（二）股东财富最大化目标

按照现代委托代理学说，企业经营者应最大限度地谋求股东或委托人的利益，而股东或委托人的利益则是提高资本报酬，增加股东财富。因此，股东财富最大化这一理财目标受到人们的普遍关注。

在股份有限公司中，股东财富是由其拥有的股票数量和股票市场价格决定的。在股票数量一定、股票价格达到最高时，股东财富也达到最大。所以，股东财富最大化就演变为股票价格最大化。

许多人认为，股票市场价格的高低体现着投资大众对公司价值所作的客观评价。股票价格反映着资本与利润的关系，它受预期每股盈余的影响，反映着每股盈余的大小和取得的时间，受企业风险大小的影响，可以反映每股盈余的风险。但是，以股票价格最大化作为理财目标实际上很难实行，因为股票市价要受到多种因素，包括经济因素和非经济因素的影响，股票价格并不是总能反映企业的经营业绩，也难以准确体现股东财富；并且这一指标只有上市公司才能使用，对于大量的非上市企业是不适用的。

（三）企业价值最大化目标

企业价值是指企业全部资产的市场价值（股票与负债市场价值之和）。利益相关者理论认为，企业存在众多的利益相关者，是各种利益集团共同作用的组织。企业理财的目标是协调各个利益集团的利益。在一定时期和一定环境下，某一利益集团（如股东）可能会起主导作用，但从企业长远发展来看，不可能只强调某一利益集团的利益而忽视其他利益集团（如债权人、政府、员工、顾客等）的利益。虽然各利益集团追求的目标不同，但从理论上讲，这些目标都可以通过企业长期稳定发展和企业总价值的不断增长来实现。因此，以企业价值最大化作为理财目标，较之股东财富最大化目标更为科学。

以企业价值最大化作为理财目标，充分考虑了资金的时间价值和投资的风险价值；将企业的长期发展放在首位，克服企业经营中的短期行为；不仅考虑了所有者的利益，而且考虑了债权人等各方利益关系者的利益。但这一目标在可操作性方面存在着难以克服的缺陷，企业价值的目标值是通过预测的方法来确定的，采用何种预测方法、如何选取预测值，将会使预测结果大不相同，因而很难将企业价值最大化作为对各部门要求的目标和考核的依据。

随着现代财务理论的发展，理财环境，以及企业制度和治理结构不断发展与更新，财务目标也在发生着变化。无论是利润最大化目标，还是股东财富最大化目标和企业价值最大化目标，这些财务目标都是相关的，但没有一个单一目标能够涵盖所有财务目标。在实践中，上述财务目标都曾经是甚至现在还是企业进行财务活动的基础。

二、医院财务管理目标

医院不同于企业，医院不是营利部门，不以营利为目的。作为卫生服务体系的一个重要组成部分，一方面，医院要服从国家卫生事业管理的要求，为社会提供公益服务；另一方面，医院在提供医疗服务的过程中，又要追求医疗服务的效率。随着我国公立医院改革的进一步深化，公立医院的根本目标明确为"坚持公立医院的公益性质，把维护人民健康权益放在第一位"。公立医院不以营利为目的，并不意味着不需要开展财务管理。我国公立医院的现状是投入不足与浪费并存，资金成本高而使用效率低下，这些问题正是需要通过医院的财务管理加以改善的。

医院的目标决定了医院财务管理的目标。现行《医院财务制度》的适用对象是中华人民共和国境内各级各类独立核算的公立医疗机构，这也成为我们研究医院财务管理目标的财务主体。

公立医院是承担一定福利职能的社会公益事业单位，履行社会责任，追求社会价值最大化是其最高目标；在医疗服务过程中，提高公立医院运行效率是其直接目标。即便是非公立医院，也承担着救死扶伤的社会责任。

医院的特殊性质决定了其生存要依赖于它所承担的社会责任，医院只有首先承担社会责任，才有资格谈及经济责任和利益。因此，医院的社会责任目标优先于经济责任目标，医院财务管理不能以经济利益最大化为目标，在努力提高医院运行效率的前提下，追求社会价值的最大化是其最终目标。

第四节　医院财务管理的方法

财务管理方法是指为了实现财务管理目标、完成财务管理任务，在进行理财活动时所采用的各种技术和手段。具体而言，医院财务管理的方法是财务管理人员针对医院经营目标，借助经济数学和电子计算机的手段，结合医院财务管理活动的具体情况，对医院资金的筹集、医疗资金的投入、成本费用的形成等医院业务经营活动，进行事前、事中、事后管理所采用的专门方法。它是财务人员完成既定财务管理任务的主要手段。

财务管理方法一般可分为定性方法和定量方法两大类。定性方法是指依靠人的主观经验、逻辑思维和直观材料进行分析、判断，并开展管理活动的方法。定量方法是指依据财务信息和其他有关经济信息，运用一定数量的方法或借助于数学模型进行计算，从而求得管理方式、措施的答案。定性方法和定量方法在财务管理过程中都是不可缺少的，不可偏颇。

一、财务预测方法

财务预测是根据有关财务活动历史资料，依据有关条件和未来发展趋势，运用数学模型，对未来财务活动状况可能达到的数额和发展趋势所进行的预计和测算。医院进行财务预测，应先明确预测的对象和目的，再通过收集和整理有关信息资料，进而选择适合的预测方法进行预测。

医院定量财务预测的方法一般包括趋势预测法和因果预测法。

（一）趋势预测法

趋势预测法又称时间序列法，是指按照时间顺序排列历史资料，根据事物发展的连续性，预测今后一段时间事物发展趋向和可能达到的水平的一种方法。这种方法较为简单，具体包括算术平均法、移动平均法、指数平滑法、直线回归趋势法和曲线回归趋势法等。

（二）因果预测法

因果预测法是根据历史资料，通过足够的分析，找出要预测的因素与其他因素之间明确的因果关系，建立数学模型进行预测的一种方法。这种方法的关键在于只有合理地找出变量之间的因果关系，才能科学地进行预测。

因果预测法中的因果关系可能是简单因果关系，也可能是复杂因果关系，例如挂号费收入与门诊人次是简单因果关系，而药品收入与就医人次、药品价格等则是复杂因果关系。

二、财务决策方法

财务决策是为实现财务管理总体目标，在分析医院内部条件和外部环境的基础上，根据预测结果，在众多可供选择的方案中选择一个最理想方案的过程。常用的财务决策方法包括优选对比法、数学微分法和概率决策法等。

（一）优选对比法

优选对比法是把各种不同的方案排列在一起，按照一定标准进行优选对比，进而做出决策的方法。例如，医院在进行长期投资决策时，可把不同投资方案的净现值、内含报酬率、现值指数等指标，进行排列对比，从而选出最优方案。

（二）数学微分法

数学微分法是根据边际分析原理，运用数学上的微分方法，对具有曲线联系的极值问题进行求解，进而确定最优方案的一种决策方法。例如，医院在进行最优资本结构决策、现金最佳余额决策、存货经济批量决策时，都需要运用数学微分法。

（三）概率决策法

概率决策法是进行风险决策的一种方法，是指虽然对某一事物的未来情况不是很明了，但当与决策相关的各因素的未来状况及其概率可以预知时，而采用的一种决策方法。医院的许多财务决策都存在着风险，因此必须用概率决策法来计算各个方案的期望值和标准差，进而做出决策。

三、财务计划方法

财务计划是以财务决策为依据，具体落实一定时期财务总目标和指导财务活动的行动纲领。医院财务计划，就是医院对其一定计划期内以货币形式反映的各项业务活动所需资金及其来源、财务收入与支出、财务结余及分配进行的安排。常用的财务计划编制方法有平衡法、比例法和定额法等。

（一）平衡法

平衡法是指在编制财务计划时，利用指标客观存在的内在平衡关系，计算确定指标计划数的一种方法。例如，医院在确定一定计划期的期末现金余额时，可利用公式：

期末现金余额 = 期初现金余额 + 本期增加额 − 本期减少额

平衡法的优点是便于分析计算，工作量不大，结果比较准确、明了。但平衡法只适用于具有平衡关系的计划指标的确定，并且不能遗漏每一因素指标，计算口径要一致。

（二）比例法

比例法又称比例分析法，是指在编制财务计划时，根据医院历史已经形成而又比较稳定的各项指标之间的比例关系，计算计划指标的方法。例如，在推算医院某部门一定时期的资金占有量时，可根据该部门以前各期资金量占业务收入的平均比例和计划期业务收入的预测数据加以确定。这种方法计算简便，但所使用的比例必须恰当，否则其计算结果容易出现偏差。

（三）定额法

定额法又称预算包干法，是指在编制财务计划时，以定额作为计划指标的一种方法。在定额基础比较好的医院，采用定额法确定的计划指标不仅切合实际，而且有利于定额管理与计划管理相结合，但应注意根据实际情况的变化及时修订定额，才能使定额切实可行。

四、财务控制方法

财务控制是指在财务管理中，利用有关信息和特定手段，对财务活动施加影响或调节，以实现财务计划所规定的财务目标。

随着经济改革的不断深入发展，我国社会经济水平迅速提升，人们的生活水平及生活质量得到较大改善，人们开始追求高品质的生活。目前，人们越来越注重自身的健康状况。我国社会不仅对医疗卫生服务的需求量越来越大，而且对医疗卫生服务的质量、水平及效率有了更高的要求。我国医疗卫生事业趋于开放式运转，医疗行业的竞争也日渐激烈。因此，医院要科学、准确、合理地掌控医院财务会计内部控制管理的环境、活动、信息及风险等各种要素。

医院实施财务会计内部控制管理，有以下三方面优点：

第一，可以从宏观上统筹财务会计所涉及的要素，对各要素之间的连接关系进行优化，充分发挥医院财务会计内部控制管理的整体效能。

第二，能提升医院的综合竞争力，科学有效地应对外来挑战，确保医院能持续健康地发展。

第三，可以全面提升医院财务会计工作的实效性、准确性和完整性，能及时给医院决策部门及主管单位提供准确完整的材料，便于医院决策部门及主管单位制定、调整和完善相关决策，引导我国医疗卫生事业朝着健康的方向发展。

医院财务控制包括以下工作内容：

一是制定控制标准，将标准分解到各科室或个人，便于日常控制。

二是执行标准，确定控制方法，主要采用实耗指标、限额领用、限额支票等方式。

三是及时对计划指标与实际完成情况进行对比并分析原因，调整实际财务活动或调整财务计划，以消除差异或避免再出现类似差异。

第五节　医院财务管理的体制

财务管理是财务活动组织和财务关系协调的总和，它必须通过一定的组织机构和一定的制度安排，来实现财务管理的职能与目标。财务管理体制就是规范财务行为、协调各方面财务关系的制度。建立科学的财务管理体制，是组织财务活动、协调财务关系的基本前提和合法依据。医院财务管理体制包括医院的财务组织体制和医院的财务管理制度两大部分。

一、医院的财务组织体制

《医院财务制度》第一章第七条规定：医院实行"统一领导、集中管理"的财务管理体制。医院的财务活动在医院负责人及总会计师领导下，由医院财务部门集中管理。

"统一领导、集中管理"是指要在医院的统一领导下，根据事业发展的需要，统筹安排和使用医院的各项经费和资源，对财经工作和财务活动进行集中管理。医院统一领导的主要内容包括统一财经方针政策、统一财务收支计划、统一财务规章制度、统一资金集中调配和统一财会业务领导；集中管理的主要内容包括财权的集中管理权、财务规章制度制定和执行的集中管理权、会计核算和会计事务的集中管理权。

二、医院的财务管理制度

医院的财务管理制度是组织财务活动、处理财务关系的基本规则。2010 年，财政部发布了《医院财务制度》，自 2011 年 7 月 1 日起在公立医院改革国家联系试点城市执行，自 2012 年 1 月 1 日起在全国执行。

（一）明确制度的适用范围

《医院财务制度》适用于中华人民共和国境内各级各类独立核算的公立医院（以下

简称"医院"），包括综合医院、中医院、专科医院、门诊部（所）、疗养院等，不包括城市社区卫生服务中心（站）、乡镇卫生院等基层医疗卫生机构。

（二）医院预算管理方式

根据医院的特点、收支状况和发展方向，以及国家财政和财力水平，《医院财务制度》明确国家对医院实行"核定收支、定项补助、超支不补、结余按规定使用"的预算管理制度。地方可结合本地实际，对有条件的医院开展"核定收支、以收抵支、超收上缴、差额补助、奖惩分明"等多种管理办法的试点。

该制度一是体现了财政部门和医院主管部门对医院收支实行统一管理的指导思想，所有收支全部纳入预算管理，分别编制收入预算和支出预算，以全面反映医院财务收支活动；二是执行定项补助方法，定项补助的具体项目和标准，由同级财政部门会同主管部门（或举办单位），根据政府卫生投入政策的有关规定确定。

（三）医院必须进行成本核算

医院财务管理的主要任务之一是"加强经济管理，实行成本核算，强化成本控制，实施绩效考评，提高资金使用效益"。医院虽然是事业单位，但具有经营性质，也需要进行成本核算。

成本核算是指医院将其业务活动中所发生的各种耗费按照核算对象进行归集和分配，计算出总成本和单位成本的过程。

成本核算应遵循合法性、可靠性、相关性、分期核算、权责发生制、按实际成本计价、收支配比、一致性、重要性等原则。

根据核算对象的不同，成本核算可以分为科室成本核算、医疗服务项目成本核算、病种成本核算、床日和诊次成本核算。成本核算一般应以科室、诊次和床日为核算对象，三级医院及其他有条件的医院还应以医疗服务项目、病种等为核算对象，进行成本核算。

在以上述核算对象为基础进行成本核算的同时，开展医疗全成本核算的医院，应将财政项目补助支出所形成的固定资产折旧、无形资产摊销纳入成本核算范围；开展全成本核算的医院，还应在医疗成本核算的基础上，将科教项目支出形成的固定资产折旧、无形资产摊销纳入成本核算范围。

（四）规范医院的结余及其分配

医院的业务收支结余应于期末扣除按规定结转下年继续使用的资金后，结转至结余分配，为正数的，可以按照国家有关规定提取专用基金，转入事业基金；为负数的，应由事业基金弥补，不得进行其他分配，事业基金不足以弥补的，转入未弥补亏损。实行收入上缴的地区要根据本地实际，制定具体的业务收支结余率、次均费用等控制指标。超过规定控制指标的部分应上缴财政，由同级财政部门会同主管部门统筹专项用于卫生事业发展和绩效考核奖励。财政项目补助收支结转（余）、科教项目收支结转（余）结转下年继续使用。国家另有规定的，从其规定。

（五）建立事业基金和专用基金制度

《医院财务制度》取消医院周转金，改为事业基金。事业基金，即医院按规定用于事业发展的净资产，包括结余分配转入资金（不包括财政基本支出补助结转）、非财政专项资金结余解除限制后转入的资金等。事业基金是医院维持事业发展的经济基础，它反映了国家投入、单位取得的非限定用途的资金。

医院设立专用基金，即医院按照规定设置、提取具有专门用途的净资产，主要包括职工福利基金、医疗风险基金等。专用基金要专款专用，不得擅自改变用途。

（六）建立坏账准备制度

《医院财务制度》规定，医院对应收及预付款项要加强管理，定期分析、及时清理。年度终了，医院可采用余额百分比法、账龄分析法、个别认定法等方法计提坏账准备。累计计提的坏账准备不应超过年末应收医疗款和其他应收款科目余额的 2%～4%。计提坏账准备的具体办法由省（自治区、直辖市）财政、主管部门确定。

对账龄超过三年，确认无法收回的应收医疗款和其他应收款可作为坏账损失处理。坏账损失经过清查，按照国有资产管理的有关规定报批后，在坏账准备中冲销。收回已经核销的坏账，增加坏账准备。

第二章　医院财务的精细化管理

第一节　医院财务预算精细化管理

一、推行预算管理的意义

医院要实行全面预算管理，建立健全预算管理制度，包括预算编制、审批、执行、调整、决算、分析和考核等制度。这意味着，企业过去的全面预算管理方法已经不是企业所特有的管理方法，它将逐渐应用到医院管理中来。预算管理体系作为一种较为成熟的企业内部控制方法，应用在当下的医院管理中，实现对医院业务流、信息流的整合，对医院规划战略目标、控制日常活动、分散经营风险，以及优化资源配置具有重大意义。

二、预算管理的概念和作用

（一）预算管理的概念

预算管理是基于组织实施的一种综合管理手段，是组织围绕预算而开展的一系列管理活动，是利用预算对组织内部各部门、各单位的各种财务及非财务资源进行分配、考核、控制，以便有效地组织和协调各项运营活动，完成既定运营目标的一种管理活动。预算管理涵盖预算编制、预算执行、预算监控、预算信息反馈、预算考评等一系列内部管理活动，是涉及全方位、全过程和全员的一种综合性的管理系统，具有全面的控制力和约束力。

（二）预算管理的作用

1.促进内部和谐统一

全面预算管理的过程就是将医院的总目标分解、落实到各部门和各科室的过程，各部门、各科室负责人得以通过正式的渠道在医院内部进行沟通，统筹协调各部门的目标和活动，促进医院的内部和谐统一，提高整体工作效率。

2.确保总体目标实现

全面预算管理促使医院领导既关注当前效益，又重视远期效益，及时预测医疗市场的变化趋势，判断医疗需求，使医院的目标及政策以数量化、系统化的编制出现，合理合法地组织收入，科学合理地安排支出。通过对资源配置进行规划，将有限的资源围绕业务发展有目的、有计划地进行投放，用以指导日常的经营管理活动，提高资源利用率，使影响目标实现的各种因素都发挥出最大潜能，成为医院总体目标实现的坚实基础。

3.有效降低经营风险

通过全面预算管理，完善财务风险预警体系，提高有效资产的规模、结构，以及使用效益、盈利能力，降低医院成本，深化成本核算，实现降低医院经营风险的目的。同时，它还可通过全过程的控制循环，充分调动员工的积极性、创造性和责任感，将财务控制变为一种科学的、人性化的自律机制。

4.全面提升管理水平

全面预算管理的编制和管理过程是一个发现问题、解决问题，提高经营管理水平，实现目标的过程。医院在实施全面预算管理时，许多潜在的、被忽视的问题提前暴露出来，通过定期对各部门、科室的工作进行考核评价，扩充可行性分析的范围，及时优化工作流程，合理配置医疗资源，把问题解决在萌芽中，有效提升经营管理水平。

三、预算管理的基本内容

（一）预算编制

1.预算编制的原则

收支平衡原则：不编赤字预算，坚持量入为出、勤俭节约原则编制全年预算。

统筹兼顾原则：在确保医院正常运转的基础上，集中财力保障重点支出，合理安排好资金使用。

综合预算原则：将医院各类收入整体纳入预算，合理安排各类预算支出需求。

定员定额原则：各部门的日常公务经费坚持按定员定额的原则安排预算，日常办公总务耗材费用按定额管理办法安排预算。

零基预算原则：对于医院上年安排给各部门的预算经费，下一年度不予结转。各部门归口管理费用支出不许在去年费用总额上简单加减。

细化预算原则：各部门申报的预算数据，必须要有详细的分解说明，尤其是项目支出预算，更要有明细的项目支出预算说明。

2.预算编制的基本要求

（1）全面分析上年度预算执行情况

通过分析、研究上年度及以前年度的预算与执行情况，掌握本期收支和业务规律的变化情况，总结经验，吸取教训，预测预算年度的收支增减趋势，为编制年度预算奠定基础。

（2）准确掌握相关基础数据

通过核实单位人员、资产、业务量等基础数据，如在职和离退休职工人数、门（急）诊人次、床位编制和实有病床数，计划年度政策性增支因素的标准或定额等，提高预算编制质量。

（3）正确测算各种因素对收支的影响

一是分析测算预算年度内国家有关政策对医疗机构收支的影响，如医疗保险制度改革、实施区域卫生规划、发展社区卫生、增设收费项目、提高收费标准对收入的影响，增加工资补贴对支出的影响等。

二是分析医院事业发展计划对医疗机构收支的要求，如新增病床、新进大型医疗设备和计划进行的大型修缮、锅炉改造等对资金的需求和对收入的影响等。

3.预算编制的内容

收入预算：根据年度预计门诊人次、住院床日、出入院病人数等工作量指标，编制业务收入预算，由医务处负责提供工作量数据，由计划财务处组织编制。

支出预算：根据归口管理办法，由各职能科室根据下年工作开展情况汇总编制。例如：由于卫生材料费、药品费与收入的增长呈正相关，预算数可以由归口科室根据预算年度医疗收入及占比来确定，专用设备维修费预算可以根据医院大型设备的维修保护合同及新旧程度来进行预估。

专项支出预算：年度新增的医疗仪器设备购置项目、办公设备及家具购置项目、计算机网络设备购置项目由各业务支出科室（部门）编制，分别经医学工程部、总务处、计算机中心审核后汇总编报；年度新增的基本建设项目及大型房屋修缮、改造项目经基建处审核后汇总编报；大型会议由各科室（部门）根据年度工作计划逐项向办公室编报。

4.预算编制的程序

（1）由预算管理委员会制定医院年度预算总目标，并将总目标分解为各科室预算目标。

（2）由预算管理办公室分析历史年度情况，下达预算量化指标。

（3）各预算管理部门根据所管辖业务预算编制支出预算数据，各业务科室参考历史执行情况编制收入预算数据。

（4）由预算管理办公室汇总预算指标数，对各科室和职能部门预算草案进行质询和建议，并提交预算管理委员会审核。

（5）预算管理委员会审核通过年度预算方案。

（6）由预算管理办公室分别向职能科室和业务科室下达年度费用支出及业务收入预算指标数。

（二）预算审批

1.医院编制的预算应经过预算管理委员会讨论通过后，才能报送审批。

2.对于重大项目，必须经过单位组织的可行性分析论证程序，由领导集体决策或职工代表大会通过。

3.职工代表大会应在每年年初审议计划财务处关于上年度预算执行情况的报告，审议单位本年度预算方案、事业发展规划等；监督检查预算的执行情况。

4.由计划财务处按照预算申报规定程序上报预算管理委员会进行审批。

5.若需要对审批后的预算进行调整，应将预算调整方案按规定权限逐级上报审批。

6.审计监察部门有权对预算的真实性、合法性和可靠性进行监督。

（三）预算执行

1.预算执行的原则

（1）年度预算指标下达后，归口管理部门应严格遵守预算，不准突破预算指标，遇到特殊情况需要进行预算调整的，需经过相应的预算调整程序获得批准后方可调整；调整预算方案未经批准的，不得执行。

（2）归口管理部门负责人对本部门的预算执行负责，根据年度实际工作需要，本着节约原则安排和使用预算资金，严格执行财务支出审批制度和程序，积极配合预算执行的监督和检查。

2.预算执行的程序

（1）计划财务处将年度预算按类别和用途下达至归口管理部门。

（2）各归口管理部门严格按计划进度执行预算。

（3）计划财务处负责监督、落实预算的执行情况，定期汇报财务预算执行情况。

（四）预算调整

预算调整是指预算在执行过程中由于政策变动、临时事项的发生和预算差异分析等，需要对后期的预算数据、支出范围及内容进行调整或增减，以提高预算的可操作性，合理配置资源。

1.预算调整的原则

年度预算指标下达以后，应严格遵守预算，不准突破预算指标，需要调整的预算须按规定程序报批。

2.预算调整的程序

预算调整需要经过申请、审议、批准等程序。应由预算执行部门提出书面预算调整申请，说明理由及调整方案，计划财务处根据预算执行情况提供调整前后的预算指标对比。计划财务处负责人对提出的预算调整申请进行审核，并提出审核意见后，再按照预算审批管理办法进行审批。

四、预算管理机构的职责

组建一套完整的全面预算管理组织体系，可以在医院现有机构的基础上，赋予不同部门相应的预算管理权限，具体可将全面预算各项职能赋予相应主体，使医院更高效地完成全面预算工作。

（一）职工代表大会职责

1.审议上年度预算执行情况的报告。

2.审议单位本年度预算方案。

3.监督检查预算执行情况。

（二）预算管理委员会职责

1.制定年度预算总体目标，制定并分解各项年度预算指标，启动全面预算编制工作。

2.审批有关预算管理的政策、规定、制度等相关文件，并负责制度落实、检查、分析和考核工作。

3.审查总预算方案及预算调整方案，并提出修订意见。

4.将预算方案提交职工代表大会审议、批准，并下达正式预算。

5.通过计划、组织、控制和协调医疗机构各项资源，合理制定预算目标任务。

（三）归口管理部门职责

1.负责全院各部门具体费用开支的审核工作。

2.全院费用预算的审核汇总及上报。

3.对于预算不足或超支的费用，由开支部门报送申请审核后及时向预算委员会做出调整申请。

4.对季度、年度预算执行情况分析具体原因，并对下年度预算编制做好依据。

五、预算归口管理

从目前情况来看，在一些医院中存在各部门工作职责划分不明确，同一任务由几个部门共同完成，即对于同一费用开支项目，许多部门都会涉及，在执行时没有统一标准，造成互相推诿，甚至相互攀比、资金浪费等现象。实施归口管理后，就能更好地、合理地利用资源，提高医院的管理执行力，降低医院的各项成本。

（一）医院归口管理的概念

医院归口管理是指规定医院内部某些职能部门负责与某项支出相关的审核汇总工作。归口管理是为了更好地、合理地使用资源，在医院内部达到资源的优化配置，并努力实现规模效益，降低医院的管理成本。

（二）医院归口管理的内容

归口管理科室对所管辖范围内的费用实行统一管理，并负有责任监督费用开支的规范性和合理性，费用由各预算科室承担。归口管理的内容包括人员经费、卫生材料费、药品费、水费、电费、物业管理费和公务接待费等。

（三）医院归口管理的方法

1.归口管理部门统筹安排归口费用的预算。预算科室在编制年度预算报表时，按照归口管理部门公布的相关标准或分配预算科室额度编制，并报归口管理部门审核，同时将审核通过的纸质归口费用预算表作为附件上报预算管理办公室。

2.各预算科室需要调整归口费用预算时，应报归口管理部门审核，并书面报告调整的原因。

3.各科室在列支费用时，须由相关费用归口科室负责人审核同意后，再通过财务报销手续进行报销。

六、全面预算管理与信息化管理

依托信息化平台，医院预算管理系统以医疗事业发展计划为基础，围绕医院战略目标，面向基层责任单元，帮助医院进行全面、科学、精细、灵活的预算管理。从管理内容上看，医院预算管理系统涵盖了事业计划、收支预算、项目预算、采购预算和资金预算等业务项目；从管理角度上看，医院预算管理系统实现了对预算的编制、执行、监控、分析、反馈和决策等环节的全面控制。

（一）信息化软件简要介绍

医院预算管理系统与其他模块实现数据共享，帮助医院加强各项支出的事前控制、事中监控、事后分析，充分体现了预算管理在医院经济管理中的主线地位。

（二）预算编制模块

1.收入预算

根据计划类的模板设置，按照计划指标，医院预算管理系统做出各科室的计划指标值后即可录入。

2.支出预算

以预算科目为纽带，医院预算管理系统通过设置职能科室、业务科室的对应关系，之后由业务科室预算生成职能科室年度支出预算。

（三）预算执行

整合执行数据应在预算编制完成后，执行数据获取的频率越高，越能提高企业管理预算并使预算适应变化的能力；利用软件可以将现有财务、业务系统的执行数据整合到预算系统，并在预算执行、预算分析等模块进行查询和图形化展示。

（四）预算控制：资金支出控制子模块

财务管理是医院经营管理的核心，而资金管理是财务管理的核心，如何使全面预算管理落到实处，资金支出控制工具起到了重要的作用。

资金支出控制模块是预算管理的子模块，可以对报销、付款等关键控制点进行预算控制。

（五）预算分析：整合分析和报告

医院预算管理系统整合了预算编制和预算执行数据，为相关部门获取和查询数据提供了更为直观和简化的方式。

信息技术的应用将医院推上了信息化管理的轨道，应用现代信息技术，以数据的信息化实现医院预算管理的科学化，并规范流程，是未来医院全面预算管理发展的方向。

医院全面预算管理是医院加强经济管理和宏观调控的有力工具，是医院年度经济活动的大纲和经济工作目标，是医院对各部门年度经济工作的考评依据，是医院经济管理逐步实现科学决策的基础，是医院统一经济管理，杜绝资产流失、浪费、舞弊行为的有力措施。

全面预算管理不可能一蹴而就，必须经过几年甚至更长时间的积累，是一种不断予以改进的科学管理方法。

第二节　医院财务报销精细化管理

一、财务报销的概念和内容

财务报销主要是指医院支出费用的报销，即指医院在开展医疗服务及其他活动过程中发生的资产、资金耗费和损失等的报销。

医院支出按功能分类包括医疗业务成本、管理费用、财政项目补助支出、科教项目支出和其他支出。支出费用的报销涵盖了人员经费、日常费用、采购库存物资、购建固定资产和无形资产、修缮费和大型设备维修、基建工程和零星工程、按比例提取的专项基金，以及财政专项资金和科教专项资金等。

（一）医疗业务成本

医疗业务成本是指医院在开展医疗服务及其辅助活动过程中发生的支出，包括人员经费、耗用的药品及卫生材料支出、计提的固定资产折旧、无形资产摊销、提取医疗风险基金和其他费用，不包括财政补助收入和科教项目收入形成的固定资产折旧和无形资产摊销。

（二）管理费用

管理费用是指医院行政及后勤管理部门为组织和管理医疗、科研、教学业务活动所发生的各项费用，包括医院行政及后勤管理部门发生的人员经费、耗用的材料成本、计提的固定资产折旧、无形资产费用，以及由医院统一负担的离退休经费、坏账损失、税费、利息支出和其他公用经费，不包括计入科教项目、基本建设项目支出的管理费用。

（三）财政项目补助支出和科教项目支出

财政项目补助支出是指医院利用财政项目补助收入安排的支出（实际发生额全部计入当期支出）。

科教项目支出是指医院利用科教项目收入开展科研、教学活动所发生的支出。

（四）其他支出

其他支出是指医院除了上述项目以外的支出，包括出租固定资产的折旧及维修费、食堂支出、罚没支出、捐赠支出、财产物资盘亏和毁损损失等。

二、财务报销和预算、资金的关系

财务报销和财务预算密不可分，从前面章节可以看出，预算是财务管理的纵贯线，贯穿财务管理全过程。预算是根据支出分类实行归口管理，又具体分为费用预算和项目预算。财务报销是按照预算的费用归口部门实行分级审批，从填制报销单到财务预算员检查报销费用是否在预算内再到归口部门审批，始终离不开预算这条线，可以说财务报销是财务预算的具体执行者。

三、医院财务报销管理创新

（一）坚持支出管理原则

医院支出管理实行"统一领导、集中管理"的财务管理体制。坚持量入为出，各项支出按照归口管理的原则，由各归口管理部门分级审批、财务部门统一安排，严格按照国家法律法规和财务制度执行。财务部门相应建立健全各项支出费用的报销细则和内控制度，划清支出界限，对于专项支出和大型项目专项资金，制定并实施专项资金管理制度，确保专款专用。

（二）增设财务审核机制和专项业务专人负责制度

财务部门改革财务报销审核程序，强化事前审核。对于医院的日常费用、人员经费、药品耗材、固定资产、维修保护、工程项目等主要资金流出，都必须经过两个会计人员审核签字后再付款，出纳付款后还要经过二次复核后再下账，最后还有一道审核程序，检查原始凭证的完整性。以上程序为医院资金的安全支付上了三重保险。同时，根据归口管理办法，按支出经济分类，由专人负责报销，从报销流程开始到结束实行全线跟踪。

对于大型基建工程项目、专项资金，财务部门安排专人另设账套对其进行监管，对施工情况、进度和收支进行专项管理，建立专门的报销制度，出纳在付款时要见到专人审核签字。同时，相关部门指派专人到财务报销，便于医院对此类支出实行一贯性、统一性管理。

（三）建立归口部门负责人审批制度和分级审批制度

医院建立比较完整的预算管理体系，财务部门据此进一步优化财务报销流程。根据归口管理原则，对于预算内的费用报销，经归口部门负责人和分管院长审批后即可付款，简化了报销流程，提高了办事效率，也提高了归口部门对费用的管控力度，可以更好地发挥财务的监督职能。

（四）大额资金申报制度

在每个月的月底，各归口部门制订下个月的大额资金支付计划，财务部门由专人收集这些计划并安排资金，以确保预算内、有支付计划的大额资金能够按时到位；每个季度，财务部门根据大额资金实际支付情况做出分析，并反馈给各归口部门。对于未报送大额资金支付计划的资金需求，财务部门将不予报销；对于报送了大额资金支付计划但未能及时办理手续造成资金浪费的，将纳入年终考核。

四、财务报销制度和流程

（一）人员经费

人员经费是指用于职工工资、福利方面的支出，具体包括基本工资、奖金、其他工资、职工福利费、社会保障费和公积金等。

根据归口管理原则，人员经费的报销要报人力资源部门审批，各项人员经费开支均要符合医院相关管理制度规定的标准和范围，并按财务报销审批程序分级审批。

对于基本工资、各项基本津贴补贴和其他福利性薪酬，按人力资源部制定的标准定期发放；对于奖金、加班费等绩效性薪酬，按医院相关政策核算后定期发放；对于逢年过节及特殊情况的单项人员经费，要提交医院领导办公会（以下简称"院办会"），制定发放范围和标准，经院办会通过、院长审批后发放。

对于预算内的人员经费，由报销科室在报销系统内成功申报后，经财务部门预算专员确认、人力资源部门审核后，按财务报销审批程序分级审批；对于预算外的人员经费，除了履行以上审批程序外，还要提交院办会，由院长审批。

人员经费报销所需要的材料包括以下方面：

1.人员经费发放汇总表和花名册。

2.对于预算外的人员经费，要提交申请报告和院办会通知。

3.有审批权限人员签字的材料。

4.其他需要的材料。

（二）日常费用

日常费用是指医院日常业务活动中的经常性支出，包括办公费、差旅费、培训费、物业管理费、车辆维修费、材料费、药品费和折旧费等。

根据归口管理原则，对于日常费用报销，由各归口部门负责审批，报销的费用均要符合医院相关管理制度规定的标准和范围，并按照财务报销审批程序分级审批。

对于预算内的日常费用报销，由报销科室在报销系统内成功申报后，经财务部门预算专员确认、相应归口部门审核后，报分管院长审批；对于预算外的日常费用，除了履行以上审批程序外，还要提交院办，由院长审批。

日常费用报销所需要的材料包括以下方面：

1.原始发票。

2.对于预算外的日常费用，要提交申请报告和院办会通知。

3.有审批权限人员签字的材料。

4.在《合同管理制度》要求范围内需要签订合同的，需提交合同原件。

5.其他需要的材料。

（三）科研教学专项费用

科研教学专项费用是指医院开展科研和教学活动中发生的专项费用，包括人才培养、科学研究、学术交流、购置科研教学活动设备，以及其他与科研教学相关的支出。

根据归口管理原则，对于科研教学专项费用的报销，由科学教研处负责审批，报销的费用均要符合医院相关管理制度规定的标准和范围，并按照财务报销审批程序分级审批。

科研教学专项费用属于专款专用，预算最高限额为项目经费与医院配套的总和。报销科室在报销系统内申报后，经财务部门预算专员确认、科学教研处审核后，报分管院长审批。根据管理制度，审核通过的科研教学专项费用还应在科研教学专项经费本上登记，并由该项目负责人和科研教学处签字确认。

科研教学专项费用报销所需要的材料包括以下方面：

1.原始发票。

2.邀请专家授课的，需要提供申请报告、专家名单及授课费明细、专家授课签到本。

3.有审批权限人员签字的材料。

4.科研教学专项经费本。

5.购置科研教学活动设备的，需经过招标、签订合同等程序。

6.其他需要的材料。

（四）零星基建项目和大型设备维修

零星基建项目是指规模达不到构建固定资产标准，但又达到了一定金额，需要进行招标比价、审计结算的小型工程项目。

大型设备维修是指大型专用设备或通用设备组的专门维修或者保护，通常维修金额较大、需要进行招标比价，签订一定期限的合同。

根据归口管理原则，零星基建项目和大型设备维修由各归口部门负责审批。因零星基建项目和大型设备维修通常金额较大且具有可预见性，原则上必须是预算内的才可报销，并按照财务报销审批程序分级审批。

对于零星基建项目和大型设备维修，在立项后，要通过招标或比价确定施工单位和维修单位，签订书面合同。对于零星基建项目，在付款时需要归口部门在工程进度单上确认签字，在完工结算时需要附上审计报告。对于大型设备维修需要一次性付款或者按合同分期付款的，需要归口部门和设备使用部门负责人签字确认维修情况。

零星基建项目和大型设备维修报销所需要的材料包括以下方面：

1.原始发票。

2.招标文件、定价依据、合同的原件。

3.工程进度单。

4.在完工结算时，需要提交审计报告。

5.维修情况确认单或签字。

6.有审批权限人员签字的材料。

7.其他需要的材料。

（五）大型工程项目

大型工程项目是指建设周期长、投入金额大的新建或者更新改造的基本建设项目，通常有专项拨款或者借款，需要按工程进度分段付款，最后转成固定资产或者增加固定资产原值。

根据归口管理原则，大型工程项目由基建处负责。大型工程项目必须经过严格的论证和可行性研究，通过主管部门批准方可立项，所有支出必须在项目预算内，并按照财务报销审批程序分级审批。财务部门对大型工程项目设立基建账套单独核算，工程竣工后还要进行专项审计。

大型工程项目在立项后，要通过招标或比价确定施工单位和监理单位，签订书面合同。大型工程项目在付款时，需要施工单位提供经监理单位签字的工程进度申请，基建处和医院审计部门在工程进度单上确认签字。大型工程项目竣工后，基建处组织验收并出具验收合格报告，医院审计部门组织专项审计，取得审计报告后，按合同规定结算付款。当工程合同规定的质保期满需要支付质保金时，需要归口管理部门、审计部门在质保单上签字确认工程质量况是否达到预定要求。

大型工程项目报销所需要的材料包括以下方面：

1.原始发票。

2.可行性报告。

3.招标文件、合同的原件。

4.工程进度申请、工程进度单。

5.在竣工结算时需要提交验收报告、审计报告、固定资产卡片或变动卡片，在支付质保金时需要提要质保单。

6.有审批权限人员签字的材料。

7.其他需要的材料。

（六）库存物资

库存物资是指在医院运营中必要的一次性耗材和低值易耗品，特点是周转快、数量多，包括高值耗材、收费性材料、通用性耗材和试剂等。

根据归口管理原则，各库房库存物资的采购和报销由各归口部门负责。在每年度末，编制下一年度的库存物资采购预算，预算通过后要严格执行，不得超支。

归口部门采购人员应严格执行医院库存物资采购流程，经物流部门库管人员验收后办理入库手续，在每月底，将发票、入库单和发票汇总单递交财务部门入账，并按照财务报销审批程序分级审批。库存物资采购发票由采购人员和部门负责人签字，入库单由物资会计和库管人员签字，发票汇总单由分院院长审批。

物资会计与财务部门按月核对进、销、存，保证账账相符，再根据医院管理制度，确定月度回款单位和付款金额，编制回款计划表。财务部门由专人核对回款计划表，安排资金，定期统一回款。回款计划表由分院院长审批。

库存物资报账所需要的材料包括以下方面：

1.原始发票。

2.入库单。

3.发票汇总表。

4.有审批权限人员签字的材料。

5.其他需要的材料。

第三节　医院财务分析精细化管理

一、财务分析的概念及作用

医院财务分析是以医院医疗活动为对象，以医院财务报表为主要信息来源，采用科学的评价标准和适用的分析方法，遵循规范的分析程序，对医院的经济运行和经营成果等进行综合的判断和分析，系统地总结过去、评价现在、预测未来，帮助医院管理层进行决策的一项经济管理活动。

通过医院财务分析，可以评估医院的经济实力，确定医院的资金营运状况，评价医院的经营业绩，评价医院的管理效率，评估医院的经营风险，预测医院未来的发展趋势。

二、财务分析的主体和实施程序

财务分析的主体有内部主体和外部主体之分。

内部主体指医院管理层、职工；外部主体指债权人、政府、投资者、金融机构、医疗保险机构、医疗消费者和其他组织者。

三、财务分析的主要指标

医院财务分析指标一般包括资产负债率、流动比率、业务收入完成率、病床使用率、资金结构比率、支出增长率、收入增长率和药品加成率等。除此之外，还有一些经济指标，如万元固定资产业务收入、万元专用设备医疗收入、人均业务工作量和净资产增长等。

四、财务分析的主要内容

（一）资金结构分析

医院在经营过程中周转使用的资金是从不同渠道获得的，又以不同的形态分配和使用。资金结构的健全、合理与否，直接关系到医院经济实力的充实与否。分析资金结构，对医院的经营者、主管部门或债权人，都具有十分重要的意义。

（二）医疗服务情况分析

医院的主营业务是医疗服务，而医疗服务是一种特殊的"产品生产"。在医疗制度、价格制度和成本核算制度的制约下，医院主要通过服务产出率、资产利用率来提高医院的业务收入。

（三）偿债能力分析

医院在经营过程中，为了促进医疗事业的发展，有时会通过举债来筹措一部分资金，但举债是以能偿还为前提的，因此通过财务报表分析，正确估算医院的偿债能力，有利于医院做出正确的筹资决策和投资决策。

（四）结余能力分析

医院经营结余能力是反映医院组织收入能力、医疗成本控制等综合能力的财务指标，也是关系医院管理和未来发展的重要指标。

（五）资金运用效率分析

医院组织收入的目的是使用。如果资金得到充分有效地使用，就能为医院带来更多的收入；如果资金不是充分有效地使用，不仅不能给医院带来效益，还可能会导致医院资金周转困难。因此，资金利用效率的高低是管理者较为关心的一项重要指标。

（六）医疗成本、费用分析

医疗服务的价格是政府制定的，但医疗成本支出是由市场决定的，医院要获得较多的结余，就要努力降低成本，减少费用开支，从而增加结余，为医院发展积累更多的资金。

第四节　医院资产与净资产精细化管理

一、医院资产管理

资产是指医院特有或者控制的、能以货币计量并能为医院未来带来一定经济效益的经济资源。医院资产分为流动资产、对外投资、固定资产、无形资产、递延资产和其他资产。资产不仅包括各种有形的财产，如存货资产、固定资产；而且包括医院拥有的债权和其他权利，如各种应收账款和无形资产等。在会计实务中，医院资产一般均按流动资产和非流动资产来划分。对资产作此划分，是为了可以用流动资产来说明医院的短期偿债能力，为管理者进行财务分析提供方便。

（一）固定资产管理

医院固定资产是指医院持有的预计使用年限在 1 年以上（不含 1 年）且单位价值在规定标准以上，单位价值虽未达到规定标准但预计使用年限在 1 年以上（不含 1 年）的大批同类物资，应作固定资产管理，并在使用过程中基本保持原有物质形态的资产。

固定资产的使用期限比较长，在使用过程中，随着产品磨损和新产品的替代，其价值逐渐降低，在会计上称作折旧。医院应该采用计提折旧的方法统计资产情况，可以真实反映医疗成本。

医院的固定资产，按照其性质分为以下四大类：

1.房屋及建筑物

凡产权属于医院的房屋、建筑物，以及房屋附属设施，如门诊用房、病房、检验用房、变电室和职工宿舍等，都属于医院的固定资产。

2.专业设备

专业设备，如核磁共振仪、CT 机、直线加速器和超声仪器等，都属于医院的固定资产。

3.一般设备

一般设备包括不直接用于临床服务的各种通用设备,如打印机、计算机和复印机等,都属于医院的固定资产。

4.其他固定资产

不直接用于临床治疗服务的各种固定资产,如家具、交通工具等其他固定资产,都属于医院的固定资产。

医院的固定资产是开展业务及其他活动的重要物质条件,其种类繁多、规格不一,所以必须对固定资产进行正确核算,加强内部管理,防止固定资产流失。应设置"固定资产卡片"及登记簿,按固定资产类别、使用部门等设置明细账,进行明细核算。固定资产报废、报损处理,都必须经过主管财政的部门批准后才能执行。

(二)流动资产管理

流动资产是指可以在1年内变现的资产。医院的流动资产包括现金、各种存款、应收账款、存货等,其中,存货包括药品、库存物资、正在加工的材料等。

流动资产一般具有使用周期短、变现能力强、形态多样化三个特点。

1.货币资金管理

货币资金是流动资产中最重要的部分,具有通用性和价值大的特点,包括现金及各种存款。

货币资金管理重点应注意以下五个方面:

(1)按制度规定开立资金账户,防止多头开户,资金分散影响调拨。

(2)确保资金的安全,建立严格的内部控制制度。

(3)保证医疗服务的资金供应和使用。

(4)对闲置的资金要充分利用、合理调配,争取获得最大的利息收入。

(5)所有收付款资金业务的原始凭证要保存完整,便于检查。

2.应收及预付款项的管理

应收及预付款项是医院应收未收的医疗款、病人欠费、暂借或预付给有关单位及个人而形成的一种停留在结算过程中的资金,它体现为一种债权。由于债权具有一定的风险,医院可能会无法收回账款,因此要预先计提"坏账准备",列入支出,计入成本。

应收款项发生后,财务部门应及时催款。由于应收款项发生的时间有长有短,一般来说，拖欠的时间越长，款项收回的可能性越小，形成坏账的可能性就越大，如应收医疗款。因此，除了要建立健全规章制度以外，还应争取按期收回款项。对于短期资金的出借，首先，要严格审查借款单位资信；其次，要对借款进行论证，严格履行相关手续，并签订借款合同；最后，要有担保单位来担保，并要通过银行办理转账。

3.存货管理

存货是指医院在开展医疗服务过程中为耗用而储存的资产，包括卫生材料、燃料、药品、包装物和低值易耗品等。医院的存货处于经常性的不断耗用或重置之中，流动性较大。存货管理是医院财务管理的重要内容，而存货控制是影响医院收益的重要因素。过多的存货往往会影响医院的资金周转，造成浪费，增加费用。

医院在经营活动中必须加强对存货的管理，主要包括以下方面：

（1）在存货的会计核算和管理上，应对不同类别的存货采取不同的方式。

（2）要建立健全存货的购买、验收进出库、保管和领用等管理制度，明确责任，严格管理。

（3）药品管理要按照"定额管理、合理使用、加速周转、保证供应"的原则，确定合理的药品储备定额，统一按零售价核算，并实行"核定收入、超收上缴"的管理办法。

（4）要建立定期和不定期的存货清查盘点制度。

（三）无形资产管理

无形资产是指可长期使用而不具备实物形态，但能为使用者提供某种权利的资产，包括专利权、专营权、非专利技术、商标权、著作权和土地使用权等。无形资产是医院资产的重要组成部分，如果积极利用无形资产，可以为医院带来经济效益，因此重视无形资产的保护和使用，已成为医院不可忽视的经济要素，越来越受到医院的重视。

1.无形资产的特点

无形资产既具有与固定资产相近的一面，即可以多次参加经营活动，在一定生产或服务周期内发挥作用，又可以通过分期摊销的方式使价值得以转移和补偿。

无形资产没有物质实体，是凭借各种技术优势、特殊专业优势、人才优势、地理位置优势、环境优势等形成的超越同行业收益资本化价值而有偿取得的资产。无形资产具有非流动性，有效期较长，固定地属于某一单位，只有当将其出售、合资、联营合并时，才能成为新单位的无形资产。

 2.无形资产的计价与摊销

 无形资产的取得有两种形式,即外购和自创。对于购入的无形资产,按实际成本计价;对于接受投资取得的无形资产,按评估结果确定或合同约定价格计价;对于自行开发的无形资产,按其开发过程中实际发生的支出数和评估价格计价。

 医院的无形资产一旦形成以后,应在规定的使用期限内进行摊销。无形资产从开始之日起按规定分期限摊销,如果合同没有规定受益年限,法律也没有规定有效年限,则按不超过 10 年期限摊销。

 无形资产摊销一般采用直线法摊销,其摊销公式如下:

$$无形资产年摊销额 = \frac{无形资产价值}{无形资产摊销期年限}$$

 在市场经济条件下,无形资产是医院的一笔重要资产和财富,医院一定要重视和保护无形资产,防止其流失,要让无形资产真正发挥巨大的潜在价值,为医院争得更大的投资回报。

二、医院净资产管理

 医院净资产是指全部资产减去全部负债后的余额,包括事业基金、固定基金、专用基金、待冲基金、财政补助结转(余)、科教项目结转(余)、本期结余和未弥补亏损等。

 医院净资产来源于财政投入、医院经营结余和其他不需要偿还的资金。医院净资产的大小,反映了医院的资金实力和规模大小。

(一)事业基金管理

 医院事业基金主要用于事业发展平衡收支,年终结余按规定提取职工福利基金后全部转入事业基金,出现亏损则用事业基金来弥补。

 医院事业基金的主要来源有结余分配转入、财政专项资金净结余转入和专用基金结余转入等。

 事业基金是医院净资产的主要组成部分,为了保证医院医疗服务活动的开展,医院应加强对事业基金的管理，统筹安排，合理使用。对于事业基金滚存较多的医院，在编制年度预算支出时应安排一定数量的事业基金。

（二）专用基金管理

专用基金是指医院按照规定提取或设置的有专门用途的资金，包括职工福利基金、医疗风险基金、其他专用基金等。

1.职工福利基金

职工福利基金是医院按规定提取和结余分配形成的、用于职工福利的资金，如单位职工的集体福利设施建设、集体福利待遇等。对于职工福利基金的使用情况，相关部门每年要向职代会汇报，并接受监督检查。

2.医疗风险基金

医疗风险基金是指在医疗业务成本中计提、专门用于支付医院购买医疗风险保险发生的支出或实际发生的医疗事故赔偿资金。

3.其他专用基金

其他专用基金是医院根据有关规定提取或设置的住房基金、留本基金等。留本基金是资金提供者给医院设置的专门用途基金，并限定只能动用其本金所带来的收益，而不得动用本金，除非提供者放弃本金，本金全部归医院使用支配。

医院在专用基金管理中，要以国家有关方针、政策和财务制度为依据。国家已有统一规定的，要严格按照统一规定执行；国家没有统一规定的，则应当按照财务管理权限，由财务主管部门会同财务部门制定相应管理办法。

三、医院的药品管理

药品管理是医院财务管理的重要部分。药品是医院开展医疗业务的重要物质基础，在医院的存货中占有很大比例。由于药品储备要占用很大一笔资金，因此加强药品管理，保证药品的合理库存，减少损失浪费，加速资金周转，提高药品的使用效益，具有重要意义。

（一）建立药品库房管理责任制

药品销售的特点是处方份数多、品种繁多、数量零星、单价差别大，所以应对药品准确计价、合理收费。为了防止出现差错和药品流失，保证医院的财产安全，应按药房岗位建立实物责任制，建立健全以经济责任制为中心的各个环节岗位责任制，由医院制定药品加成率、药品损耗率、药品周转率等经济指标。

（二）库存误差率

库存误差率的计算方法如下：

$$库存误差率 = \frac{实存金额 - 账面金额}{账面金额} \times 100\%$$

出现误差的因素有许多，如药品盘点表不正确、错计金额、处方划价计算有误、发药差错、药品损耗等，医院应规定一定的误差范围，有利于考核评价。

（三）药品损耗率

药品由于搬运、过期、破损等而经常出现一定的损耗，医院应规定一个合理的损耗率，有利于药品管理。药品损耗率的计算方法如下：

$$药品损耗率 = \frac{药品损耗金额}{药品销售金额} \times 100\%$$

（四）药品资金平均占用额及其资金周转速度

年度药品资金平均占用额、药品资金周转次数、药品周转天数的计算方法如下：

$$年度药品资金平均占用额 = \frac{月度占用额之和}{12}$$

$$药品资金周转次数（年） = \frac{全年药品销售成本}{年度药品资金平均占用额}$$

$$药品周转天数 = \frac{本期天数}{本期周转天数}$$

一般来讲，药品资金平均占用额越小，药品资金在一定时期内周转次数越多，周转天数越短，说明药品管理效果越好、流动资金的周转速度越快。因此，加强药品进、销、存全过程管理，是医院经济管理的重点。

第三章　医院成本的管理

第一节　医院成本管理的理论基础

一、医院成本管理的概念

成本管理是指医院通过成本核算和分析，提出成本控制措施，降低医疗成本的活动。

成本管理是医院施行财务管理的基础。成本管理是由成本核算、成本分析、成本控制等方面有机组成的统一体系。实行成本管理，有利于医院摸清家底，加强绩效评价，合理控制费用，提高服务效率。

二、医院成本的构成与分类

（一）成本核算的层次

根据核算对象的不同，成本核算可以分为科室成本核算、医疗服务项目成本核算、病种成本核算、床日和诊次成本核算。成本核算一般应以科室、诊次和床日为核算对象，三级医院和其他有条件的医院还应以医疗服务项目、病种等为核算对象，进行成本核算。

在以上述核算对象为基础进行成本核算的同时，开展医疗全成本核算的医院，应将财政项目补助支出所形成的固定资产折旧、无形资产摊销纳入成本核算范围；开展全成本核算的医院，还应在医疗成本核算的基础上，将科教项目支出形成的固定资产折旧、无形资产摊销纳入成本核算范围。

（二）成本项目

医院的成本项目主要分为七大类，即人员经费、卫生材料费、药品费、固定资产折旧费、无形资产摊销费、计提医疗风险基金和其他费用。

1.人员经费

人员经费主要包括以下两个方面：

（1）工资福利支出

工资福利支出，即基本工资、津贴补贴、奖金、社会保障缴费、伙食补助费、绩效工资和其他工资福利支出。

（2）对个人和家庭的补助

对个人和家庭的补助，即抚恤金、生活补助、医疗费、助学金、住房公积金、提租补贴、购房补贴，以及其他对个人和家庭的补助支出。

2.卫生材料费

卫生材料费包括血费、氧气费、放射材料费、化验材料费，以及其他卫生材料费。

3.药品费

药品费包括西药费和中药费。

4.固定资产折旧费

固定资产折旧费包括设备、房屋等固定资产折旧。

5.无形资产摊销费

无形资产摊销费包括软件、知识产权等。

6.计提医疗风险基金

计提医疗风险基金是指为医院医师提取的职业保险等费用。

7.其他费用

其他费用主要包括办公费、印刷费、咨询费、手续费、水费、电费、邮电费、取暖费、物业管理费、差旅费、因公出国（境）费、维修（护）费、租赁费、会议费、培训费、公务接待费、其他材料费、专用燃料费、劳务费、委托业务费、工会经费、福利费、公务用车运行维护费、其他交通费用、其他商品和服务支出，以及科教项目支出等。

（三）不属于医院成本的范围

为了正确反映医院正常业务活动的成本和管理水平，在进行医院成本核算时，凡属于下列业务所发生的支出，一般不应计入成本范围：

1.不属于医院成本核算范围的其他核算主体及其经济活动所发生的支出，如医院下属企业的经营活动所发生的支出。

2.为购置和建造固定资产、购入无形资产和其他资产的资本性支出。固定资产和无形资产以固定资产折旧和无形资产摊销计入医院成本中。

3.对外投资的支出。

4.各种罚款、赞助和捐赠支出。

5.有经费来源的科研、教学等项目支出。

6.在各类基金中列支的费用。

7.国家规定的不得列入成本的其他支出。

医院应当将除上述七条以外的会计核算中属于医疗业务成本和管理费用科目的支出纳入成本核算。明确不列入成本的开支，有利于规范成本范围，科学反映医院正常业务活动产生的资源耗费。

（四）医院成本的分类

1.直接成本与间接成本

医院的直接成本是医疗活动发生时能直接计入某一成本计算对象的费用。某项费用是否属于直接计入成本，取决于该项费用能否确认与某一成本计算对象直接有关和是否便于直接计入该成本计算对象。医疗过程中所消耗的卫生材料、药品费、人员工资等通常属于直接成本。

医院的间接成本指医疗活动发生时不能或不便直接计入某一成本计算对象，而需先按发生地点或用途加以归集，待月终选择一定的分配方法进行分配后，才计入有关成本计算对象的费用。

将成本分为直接生产成本与间接生产成本，便于采取不同方法来降低医疗服务成本。对于直接生产成本，一般应从改进就医流程、降低卫生材料消耗定额着手，来降低医疗服务成本。对于间接生产成本，一般应从加强费用的预算管理、降低各科室的费用总额着手，来降低医疗服务成本。

2.固定成本与变动成本

固定成本是指成本总额在一定时期和一定业务量范围内，不受业务量增减变动影响而能保持不变的成本。

固定成本通常可分为约束性固定成本和酌量性固定成本。

约束性固定成本是指为维持医院提供医疗服务的能力而必须开支的成本，如住院大楼和检查设备的折旧、房屋租金、管理人员的工资等。由于这类成本与维持医院的医疗能力相关联，也称为经营能力成本。这类成本的数额一经确定，不能轻易改变，因而具有相当程度的约束性。

酌量性固定成本是指医院管理层在会计年度开始前，根据经营、财力等情况确定的计划期间的预算额而形成的固定成本，如新医疗服务项目开发费、会议费、职工培训费等。由于这类成本的预算数只在预算期内有效，医院领导可以根据具体情况变化，确定不同预算期的预算数，也称为自定性固定成本。这类成本的数额不具有约束性，可以斟酌不同的情况加以确定。

变动成本与固定成本相反，变动成本是指那些成本的总发生额在相关范围内随着业务量的变动而呈线性变动的成本。医院医疗项目中的直接人工、直接卫生材料都是典型的变动成本，在一定期间内，它们的发生总额随着业务量的增减而呈现正比例变动，但单位产品的耗费则保持不变。

3.可控成本与不可控成本

可控成本，即能被某个责任单位或个人的行为所制约的成本。可控成本具有多种发展可能性，并且有关的责任单位或个人可以通过采取一定的方法与手段使其按所期望的状态发展。如果某些成本只具有一种可能结果，则不存在进行控制的必要性；如果某些成本虽然具有几种可能结果，但有关责任单位或个人无法根据自己的需要对其施加影响，则也不存在进行控制的可能性。

不可控成本是指不能为某个责任单位或个人的行为所制约的成本。不可控成本一般是无法选择或不存在选择余地的成本，它具有相对性，与成本发生的空间范围和时间范围有关。例如，在短期内，固定成本是不可控成本；但从长期来看，医院可以调整固定资产支出，固定成本成为可控成本。

三、医院成本管理的目的和意义

（一）医院成本管理的目的

医院成本管理的目的是全面、真实、准确地反映医院的成本信息，强化成本意识，降低医疗成本，提高医院绩效，增强医院在医疗市场中的竞争力。

成本核算是成本管理的基础，科学规范的成本核算能够提供全面、真实、准确的医院成本信息。成本信息是合理确定医疗服务价格、财政补偿的基础，是完善基本医疗保险费用支付方式的重要依据。成本核算工作是医院科学管理的重要手段。医院通过开展成本核算及成本分析，采取成本控制措施，制定成本考核体系，实现强化员工成本意识，降低医疗成本，加大预算约束，提高医院绩效，增强医院在医疗市场中的竞争力。

（二）医院成本管理的意义

医院成本管理的意义在于，成本管理信息是制定医疗服务价格和建立基本医疗保险结算制度的重要依据，成本管理工作是医院科学管理的重要手段，成本管理工作是完善分配制度、实施员工激励管理的重要前提。

四、医院成本管理的组织

医院成本管理的组织，主要由成本管理委员会、成本核算办公室、医疗业务专家小组和其他相关部门构成。

（一）成本管理委员会

成本管理委员会为医院成本管理的最高决策机构，领导医院的成本管理工作。

成本管理委员会的主要职责包括以下方面：

1.制定医院成本管理战略和规划。

2.关注先进的成本管理理念，适时提出引进先进成本管理理念的方案。

3.审批有关成本管理的政策、制度、规定等相关文件，负责制度落实、检查和分析工作。

4.提议召开成本分析会。

5.审批成本计划及成本定额。

6.评估成本费用内部控制过程中的风险，提出应对风险的策略和总体原则。

7.定期评估成本费用内部控制系统的有效性，提出优化成本费用内部控制系统的建议。

8.负责定期检查和分析成本计划的执行情况。

9.审批降低成本的措施及建议，并督促、检查落实、评估实施的效果。

10.审批成本分析报表。

成本管理委员会下设成本管理委员会办公室，成本管理委员会办公室负责全院成本管理方面的日常管理和协调工作。

（二）成本核算办公室

成本核算办公室是成本核算的常设机构，负责医院医疗服务项目成本核算的日常工作。根据医院规模和业务量大小，在财务部门设专职成本核算岗位，负责全院医疗服务项目成本核算工作。在其他相关部门设兼职成本核算员，负责采集并提供本科室医疗服务项目成本的相关信息。

成本核算办公室的主要工作内容有以下方面：

1.结合医院实际，组织制定本院医疗服务项目成本核算实施细则、管理制度和工作流程，提交医院成本核算领导小组审议。根据工作需要，参与医院有关考核制度的制定。

2.完善成本核算岗位职责，建立健全医疗服务项目成本核算相关职责要求。

3.制定本院医疗服务项目作业划分，以及资源动因和作业动因参数设定原则，细化医疗服务项目成本核算的具体范围，提交医院成本核算领导小组审议。

4.负责收集、处理医疗服务项目成本数据，定期编制医疗服务项目成本报表，进行成本分析并撰写成本分析报告，为医院管理、决策提供参考。

5.为保证医疗服务项目成本工作开展，对有关部门进行专业指导与培训。

6.监控本院医疗服务项目成本基础数据变化，结合实际调查研究，组织开展院内监督，提出完善工作的意见与建议。

7.负责相关成本资料的整理、归档，以及成本数据库的建立、查询和更新工作。

（三）医疗业务专家小组

因为医院项目成本和病种成本需要采用作业成本法进行核算，所以医疗项目中的间接成本需要由医疗业务专家小组确定医疗服务流程中的作业动因进行分摊。

医疗业务专家小组的组成及工作内容如下：

1.医疗业务专家小组应由临床医疗专家、医疗技术专家、护理专家和物价管理专家组成。

2.临床医疗专家负责确认本院临床服务类科室执行的医疗服务项目和作业流程，以及因此而发生的人员配备、材料消耗、设备配置等资源使用。

3.医疗技术专家负责确认本院医疗技术类科室执行的医疗服务项目和作业流程，以及因此而发生的人员配备、材料消耗、设备配置等资源使用。

4.护理专家负责确认本院临床护理治疗类医疗服务项目和作业流程，以及因此而发生的人员配备、材料消耗、设备配置等资源使用。

5.物价专家负责确认医疗服务收费项目、医疗服务项目的开单科室以及执行科室，按照物价管理的要求，将材料费用区分为可单独收费和不可单独收费两类。

6.提出本院医疗服务项目作业，以及引起各项作业、医疗服务项目发生的资源动因和作业动因参数。

（四）其他相关部门

其他相关部门的工作职责如下：

1.薪酬部门负责提供医院科室各级各类人员薪酬发放明细数据。

2.总务部门负责提供医院各科室消耗材料和低值易耗品统计的明细数据。

3.设备部门及下属器械材料库房负责提供医院各科室消耗的卫生材料、医用低值易耗品及配件、固定资产折旧明细数据及维修保养费用明细数据。

4.手术室、供应室、血库、氧气站负责医院各科室实际领用或发生费用明细数据。

5.统计和信息部门负责提供医院医疗服务项目相关明细数据，并负责医疗服务项目成本核算软件与医院相关信息系统的衔接。

第二节　医院成本核算

一、医院成本核算的原则

医院成本核算的原则包括以下方面：

（一）合法性原则

合法性原则是指计入成本的费用必须符合法律、法规制度规定，不合规定的不能计入。

（二）可靠性原则

可靠性原则是指成本核算应建立在数据真实、可靠的基础上。

（三）相关性原则

相关性原则是指医院会计核算所提供的会计信息应当符合国家宏观经济管理的要求，满足相关方面进行预算管理和了解医院财务状况及收支情况的需要，以及医院内部加强管理的需要。

（四）分期核算原则

分期核算原则是指成本核算分期一定要与会计核算的会计期间一致，按月度、季度、年度核算。

（五）权责发生制原则

权责发生制是关于收入、支出确定的一项原则。医院财务管理应以业务收入和支出是否发生为依据，来确认本期收入与支出的处理方式，即以收付应归属期间为标准，确定本期收入和支出。凡是当期已经实现的收入和已经发生且应当在本期负担的支出，无论款项是否收付，都应当作为本期的收入和支出处理；凡是不属于本期的收入和支出，即使款项已经在本期收付，也不应作为本期的收入和支出入账。

（六）按实际成本计价原则

实际成本，又称取得成本，具有客观性，是交易过程形成的成本。医院的各项财产物资应当按照取得或购买、建造时的实际价值核算，除国家另有规定者外，一律不得自行调整其账面价值。

（七）收支配比原则

医院的收入和支出应当相互配比。配比原则包括三个方面的内容：一是收入必须与取得时付出的成本支出相配比；二是某一部门的收入必须与该部门的成本支出相配比；三是一定会计期间的收入必须与该期间的支出成本相配比。

（八）一致性原则

一致性原则是指医院在各个会计期间使用的会计处理方法、程序和依据应该前后一致，不得随意变更，如确有必要变更，应当在财务报告中将变更的情况、原因和对医院财务收支及结果的影响进行说明。

（九）重要性原则

重要性原则是指医院在进行成本核算时应当区分重要程度，对于重要的成本核算对象和成本项目应当力求成本信息的精确，对于非重要的成本核算对象和成本项目可以适当简化核算。

二、科室成本核算

科室成本核算是指将医院业务活动中所发生的各种耗费以科室为核算对象进行归集和分配，计算出科室成本的过程。

（一）责任中心

1.责任中心的含义

医院为了实行有效的内部协调与控制，通常在其内部合理划分责任单位，明确各责任单位应承担的经济责任、应有的权力和利益，促使各责任单位尽其责任协同配合。归根结底，责任中心就是承担一定经济责任，并具有一定权力和享有一定利益的医院内部（责任）单位。

2.责任中心的特征

（1）是一个权责结合的实体

责任中心是一个权责结合的实体，这意味着每个责任中心都要对一定的财务指标承担完成的责任，赋予责任中心与其所承担责任范围和大小相适应的权力，并规定相应的业绩考核标准和利益分配标准。

（2）具有承担经济责任的条件

责任中心具有承担经济责任的条件，该特征有两个方面的含义：一是责任中心具有履行经济责任中各条款的行为能力；二是责任中心一旦不能履行经济责任，能对其后果承担责任。

（3）责任和权力都是可控的

每个责任中心只能对其责权范围内可控的成本、收入、利润和投资负责，在责任预算和业绩考核中也只应包括它们能控制的项目。可控是相对于不可控而言的，对于不同的责任层次，其可控的范围并不一样，一般而言，责任层次越高，其可控范围就越大。

（4）具有相对独立的经营业务和财务收支活动

责任中心具有相对独立的经营业务和财务收支活动，是确定经济责任的客观对象，是责任中心得以存在的前提条件。

（5）便于进行责任会计核算或单独核算

责任中心不仅要划清责任，而且要单独核算。划清责任是前提，单独核算是保证。只有既划清责任，又能进行单独核算的医院内部单位，才能作为一个责任中心。

3.责任预算

（1）责任预算的含义

责任预算是以责任中心为主体，以其可控成本、收入、利润和投资等为对象编制的预算。其目的是明确各责任中心的责任，并通过保持与医院总预算的一致性确保其实现。同时，责任预算为考核责任中心业绩提供依据，是医院总预算的补充和具体化。

（2）责任预算的内容

责任预算由各种责任指标组成。责任指标分为主要责任指标和其他责任指标，各责任中心的考核指标都属于主要指标，其他责任指标主要是一些保证指标。

（3）责任预算的编制

责任预算的编制程序有两种：一是以责任中心为主体，将医院总预算在各责任中心之间层层分解，从而形成各责任中心的预算，是自上而下的预算方式；二是由各责任中心根据各自的特点编制各项指标，自下而上层层汇总，由专门机构进行调整，形成医院总预算。

4.确定责任中心

（1）按医院临床科室划分

按医院临床科室进行划分，可分为血液科、肾病科、消化科、内分泌科、心血管科、感染科、风湿科、血管科、乳腺科、泌尿科、烧伤科、整形科、骨科、肝胆科、儿科、五官科、眼科、神经科、肿瘤科，以及脑外科等。

（2）按医技科室划分

按医技科室进行划分，可分为放射科、核医学科、物理诊断科、物理治疗科、营养科、检验科和超声科等。

（3）按医疗辅助类科室划分

按医疗辅助类科室进行划分，可分为维修组、木工组、电工组、汽车班、洗衣房、供应室、门诊办公室、挂号室、病案室、入院处、统计室等。

（4）按行政后勤部门划分

按行政后勤部门进行划分，可分为医务科、护理科、教育科、科研科、人力资源部、财务科、院办、党办、宣传科、团委、工会、离退休管理科、总务科、设备科、基建科、维修科、水工组、电工组等。

5.确定成本中心

（1）成本中心的含义

成本中心是指对成本或费用承担责任的责任中心。成本中心不会形成可以用货币计量的收入，因而不对收入、利润或投资负责。成本中心分为技术性成本中心和酌量性成本中心。

（2）成本中心的特征

①只考评成本，不考评收益。成本中心一般不具备经营权和销售权，其经济活动结果不会形成可以用货币计量的收入，因而不考评其收益。

②只对可控成本承担责任。成本依其责任主体是否能控制，分为可控成本与不可控成本。成本的可控与否，是以其特定的责任中心为依托的。

（3）成本中心的分类

①技术性成本中心。技术性成本是指发生的数额通过技术分析可以相对可靠地估算出来的成本，包括直接材料和直接人工等。

②酌量性成本中心。酌量性成本是否发生或发生多少是由管理人员的决策决定的，主要包括各种管理成本和一些间接成本等。

（二）科室成本核算的对象、分类和方法

1.科室成本核算的对象及分类

（1）科室成本核算以单位内部各部门、各科室作为成本核算对象。医院科室成本核算的主要对象是有业务收入的各临床科室与医技科室，以及行政管理科室与后勤保障科室。

（2）医院成本核算主要是医院科室的全成本核算。医院在核算工作中，把各科室划分为临床服务类科室、医疗技术类科室、医疗辅助类科室和行政后勤类科室。

临床服务类科室是指直接为病人提供医疗服务，并能体现最终医疗结果、完整反映医疗成本的科室。

医疗技术类科室是指为门诊医疗科室或住院临床科室提供医疗技术支持和辅助诊疗的科室。

医疗辅助类科室是服务于临床服务类和医疗技术类科室，为其提供动力、生产、加工等辅助服务的科室。

行政后勤类科室是指医院行政管理职能科室。

临床服务类科室为直接成本中心，医疗技术类科室、医疗辅助类科室和行政后勤类科室为间接成本中心。

2.科室成本核算的方法

（1）确定医院收入项目

医院科室成本核算是指医院把一定时期内发生的医疗服务费用进行归集、汇总、分配、计算医疗服务总成本和单位成本的管理活动。一般来讲，医院收入项目包括门诊挂号、住院床位费、检查费、治疗费、化验费、放射费、手术费、分娩费、输血费、输氧

费、卫生材料及药品费、制剂费、劳务费等项目。

（2）确定直接成本

医院在计算成本时的主要依据为"医疗业务成本和管理费用"，它包括以下方面的内容：

①外购材料，指医院进行诊疗护理工作而耗用的一切向外购进的药品、器械设备、医用材料、生活用物资材料等。

②外购燃料，即医院消耗的煤、油、液化气等。

③外购动力，指电、水、气等。

④工资、加班费及各类补贴。

⑤职工福利基金。

⑥器械设备和建筑物等各类固定资产的折旧费、无形资产摊销费。

⑦其他费用，包括办公费用、银行借贷的利息、租赁医疗器械设备的租金等。

⑧劳务费、公务费、业务费和原材料费按实际发生数计算，或按全院业务收入的百分比计算。

⑨固定资产折旧费直接影响医疗成本，在原则上，应当根据固定资产性质，在预计使用年限内，采用平均年限法或工作量法计提折旧。

平均年限法，也称直线折旧法，是指将固定资产价值按其使用年限平均计入各个时期医疗成本的方法。该方法比较适用于房屋、家具、交通运输设备、电子电气产品等折旧。

平均年限法的计算公式为：

$$年折旧率 = 1 \div 固定资产提取年限 \times 100\%$$

$$月折旧率 = 年折旧率 \div 12$$

$$月折旧额 = 固定资产原值 \times 月折旧率$$

工作量法是指以固定资产的原值在使用寿命期间规定完成的工作总量为基础，按工作时数平均计算固定资产折旧的方法。该方法适用于固定资产在各个时期使用程度很不均衡且使用磨损特别大的情况，如大型医疗仪器 CT、ECT 等，弥补了平均年限法只重使用时间，不考虑使用强度的缺点。

工作量法的计算公式为：

$$单位工作量折旧额 = 固定资产原值 \div 预计总工作量$$

$$某项固定资产月折旧额 = 该项固定资产当月工作量 \times 单位工作量折旧额$$

⑩无形资产的摊销，按照直线法平均摊入管理费用，摊销期限首选法律规定的有效使用期限，若无法律规定，按照合同或单位申请书的受益年限摊销，若无法律、合同或单位申请书规定，按照不少于 10 年的期限摊销。

（3）确定间接成本分摊方法

①医院成本核算应本着相关性、成本效益关系及重要性等原则，按照分项、逐级、分步、结转的四级分摊方法进行。

②分摊方法和计算公式。

公共成本分摊：

描述：针对不能够直接计入科室的当期成本（以下简称"公共成本"）进行分摊。

分摊成本包含以下成本项目：

一是人员成本，包括退职生活费、社会保障费、合同工养老金、离退休人员成本、福利费等。

二是煤水电费。

三是交通工具消耗费，包括车辆燃料费、维修费、过路过桥费、保险费等。

四是折旧费。

五是房屋修缮、零星工程。

分摊方法如下：

人员成本分摊方法：按人员数量比例分摊到各科室。

煤水电费分摊方法：大用户单独计量，其余按照房屋面积或人员数量分摊。

交通工具消耗分摊方法：按照谁受益谁承担原则分摊。

折旧费：主要分为房屋折旧和设备折旧，房屋折旧按科室面积分摊，设备折旧按不同折旧年限和折旧方法将设备分类后，按照各科室拥有设备占全院同类设备的比重分摊。

房屋修缮、零星工程（此项建议医院采取待摊方式处理）：按部门面积分摊。

三、项目成本核算

医疗服务项目成本核算是以各科室开展的医疗服务项目为对象，归集和分配各项支出，计算出各项目单位成本的过程。核算办法是将临床服务类、医疗技术类和医疗辅助类科室的医疗成本向其提供的医疗服务项目进行归集和分摊，分摊参数可以采用各项目收入比、工作量等。

（一）项目成本的核算方法

核算医疗项目成本，应主要选用作业成本法，以作业量为成本分配基础，以作业为成本分配的基本对象，把医院诊疗过程划分成一系列作业，通过对作业成本的计量间接计算出产品的成本。在国内，医院对病种临床路径每一个环节的检查、药品、手术、治疗项目等费用进行测算，确定医疗活动中不同级别诊疗全过程的各项目标准费用。

（二）项目成本的归集

项目成本的归集，将能够直接归集到各个医疗服务项目的费用，如人员经费和卫生材料费等，直接计入各项目成本；对于不能直接计入的成本，根据科室的医疗成本，按照作业成本法分摊至服务项目。作业成本的分摊系数包括收入分配系数、工作量分配系数和操作时间分配系数。

（三）作业成本法下的医院项目成本核算

作业成本法虽然起源于产品成本计算的精确性动机，但其在医院应用的意义已经超越了成本计算精确性要求这个层面，是深入医院作业链重构，乃至医院组织结构设计的问题。

1.医院内部作业流程分析

（1）医院中各诊疗项目作业链的确定

建构作业链，就是把医院诊疗服务的基本业务流程作为作业链描绘出来，相应绘出各自的流程图，包括通过主要医疗服务活动和信息流，找出每个活动给外部或内部人员提供的价值，并客观评价各个部门履行职能的关键活动。所以，作业链是医疗服务和管理流程图，包括各项医疗服务流程和管理流程，内容包括主要环节、参与人员、所需人数、主要活动和方法、步骤、使用设备，以及所需时间。医院应将诊疗服务管理深化到作业水平，进行作业分析，使作业链持续改善和优化；要确定在医院所提供的诊疗服务中什么作业是增值有效的，前提是确定各诊疗服务项目的作业链。

现在有一种先进的临床服务模式，即临床路径，为我们确定医院诊疗项目中的作业链提供了思路。

临床路径是由医院组织相关人员根据某种疾病或某种手术方法制定的一种治疗模式。病人由住院开始，到出院，以及持续服务，都依此模式接受治疗，并且任何医师都应按此模式进行治疗。待临床路径完成后，医疗护理等相关人员再根据临床路径的结果分析、评估、研讨每个病人的差距，以避免在治疗下一个病人时出现相同的差异或错误，以此来控制整个医疗成本，并维持和改进医疗服务质量。我们可以根据临床路径来确定医院的作业链，从而为对各项作业的分析和评价打下基础。

（2）医院的作业流程分析

医院的作业流程分析的重点在于：确认增值作业和非增值作业，判断各项作业的执行效率如何。

增值作业是那些为医院和病人带来利润的作业，包括两种类型：一种是给病人带来价值的作业，另一种是保证医院正常运转的必不可少的作业。例如，门诊病人持卡就诊，可以利用电子程控系统区分初诊与复诊病人，以及对门诊量和疾病谱的统计；对初诊病人实施建卡与预检、挂号，复诊病人刷卡后在导医的指引下直接进入相应诊区。在这个例子中，对于初诊病人进行建卡、预检和挂号，就是增值作业，如果对于复诊病人仍然建卡、预检，那么就是不必要的作业，即为不增值作业，应该避免。

作业执行效率的高低直接影响医院的医疗附加价值。例如，可以将择期手术病人的一切检查和术前准备工作在门诊完成，这样就减少了术前的住院时间，提高了效率，也在一定程度上降低了病人的医疗费用，提升了病人的医疗服务消费价值，医院的医疗服务流程也更科学、更便捷了。

（3）医院的作业流程重组

实行作业链的管理，必须进行流程再造，对一些不必要的过程和步骤进行改进和优化，明确界定医疗服务价值的来源和产生价值的流程，以创新的方式为病人创造价值。例如，改善不适当的医疗服务活动形式，以追求更高的过程效果和效率，提高病人在医疗服务中的医疗消费价值，提高医疗增值服务，使医疗服务流程增值最大化、非增值内容成本最小化，获得有效的绩效改进。

在作业流程重组时，需要注意两个问题：一是努力寻找引起成本的根源。应该找到真正产生成本的原因，而不要停留在表面，例如，将病人从病房转移到手术室所产生的成本，不仅是作业动因（移送的人次），或许调整病区和手术室布局的效果会更明显。二是保持简单性。一般来说，复杂性都会引起成本的增加，例如，对病人进行不必要的检查，就会增加医疗费用。

2.建立医院作业成本管理模式的基本步骤

建立医院的作业成本管理模式，可以分为以下几个步骤：

（1）进行医院成本目标划分。医院可以按照不同类型的病人，划分不同的成本目标，医院一系列成本的耗费都可以视为完成这些目标（治愈病人）而发生的。

（2）建立医院资源库。按照一定标准，将医院所拥有的资源进行归类管理（如医疗设备、药品、医护人员的劳动等），医院成本的消耗最终体现为这些资源的消耗。

（3）建立医院作业库。按照一定标准，将医院进行的各种作业（如药品的使用、医护人员的具体服务、医院作业成本管理新模式的应用分析、医疗设备的使用等）进行归类整理，这些作业的实际发生直接针对成本目标的实现，并且成为医院资源消耗的直接动因，即成本动因。

（4）对作业链进行描述，即通过对各种成本目标的完成过程分析，以一种客观的、易于理解的方式，对整个作业过程进行描述，为实现作业成本法的成本归集和分配奠定基础。

（5）在作业链划分的基础上，制定成本目标消耗作业、作业消耗资源的分配标准，即某一特定的成本目标消耗某类作业、一定数量的作业会消耗多少资源，再根据各种资源的价值最终确定某一成本目标耗费的成本。

（6）通过所反映的会计信息，分析各项作业消耗资源是否合理，并努力减少不增值作业，通过作业成本管理，优化医院作业流程，提高医院整体管理水平。

（7）在信息技术平台上，对上述过程进行集成，从而建立一套动态的、能够不断提供上述作业及成本信息的信息系统。

四、病种成本核算

病种成本核算是以病种为核算对象，按一定流程和方法归集计算的过程。常用的核算方法有费用分摊法和项目成本叠加法。

（一）费用分摊法

费用分摊法主要运用成本核算的结果，将能够直接归属于特定病种的成本直接计入，不能够直接计入特定病种的成本采用一定的方法分摊计入，分摊参数可采用床日比例、人员比例等。这种方法的原理类似于科室成本核算的原理，适用于未开展项目成本核算的单位。

（二）项目成本叠加法

项目成本叠加法的基本思路是将为治疗某一病种所耗费的医疗项目成本、药品成本及单独收费材料成本进行叠加。根据项目成本核算的方式不同，项目成本叠加法又可以划分为历史成本法和标准成本法。

历史成本法是通过较大样本的病例回顾性调查，以调查资料为依据，计算服务项目成本，同时将间接成本按一定的分摊系数分摊到病种医疗成本中，最后归集为病种成本。

其计算公式为：

某病种总成本 = Σ（该病种出院病人核算期间内各医疗服务项目工作量 ×

各该项目单位成本 + 药品成本 + 单独收费材料成本）

某病种单位成本 = 该病种总成本 / 该病种出院病人例数

标准成本法是对每个病种按病例分型制定规范化的诊疗方案，再根据临床路径所需医疗服务项目的标准成本核算病种成本。

其计算公式为：

某病种标准成本 = Σ临床路径下该病种各医疗服务项目工作量 ×

该项目单位成本 + Σ药品成本 + Σ单独收费材料成本

五、诊次和床日成本

（一）诊次和床日成本定义

诊次和床日成本是以诊次、床日为核算对象，将科室成本进一步分摊到门急诊人次、住院床日中，计算出诊次成本和床日成本。

（二）计算方法

1.诊次成本

$$诊次成本 = \frac{某门诊科室成本总额}{该科室门急诊人次}$$

其中，成本总额可以是医疗成本总额、门诊成本总额、科室成本总额和项目成本总额。

2.床日成本

$$床日成本 = \frac{某住院科室成本总额}{该科室住院床日}$$

其中，成本总额可以是医疗成本总额、住院成本总额、科室成本总额和项目成本总额。

第三节　医院成本分析

一、医院成本分析的定义

医院应根据成本核算结果，对照目标成本或标准成本，采取趋势分析、结构分析、本量利分析等方法，及时分析实际成本变动情况及原因，把握成本变动规律，提高成本效率。

目前，行业领先的医院运营管理软件可以采集医院各类成本、收入、分摊参数、人员和面积等数据，以及诊次、床日等工作量数据，进行成本计算和制度要求的三级四类分摊，生成三张成本表，即医院各科室直接成本表、医院临床服务类科室全成本表和医院临床服务类科室全成本分析表。医院必须对成本核算结果进行分析，把握成本变动规律，寻找成本控制的途径和潜力，提出有效管理和控制成本的合理化建议，降低医院运营成本，提高医院的经济效益和社会效益。

二、医院成本分析的方法

医院成本分析的方法主要有结构分析、趋势分析、本量利分析、比较分析及指标分析等几种。

（一）结构分析

成本结构分析是通过计算某项指标的各个组成部分占总体的比重进行分析，通过构成比重的变化，反映成本项目变化规律，分析构成情况是否合理科学。其计算公式如下：

$$某项成本费用占总成本的比率 = \frac{该项成本费用}{总成本费用} \times 100\%$$

通过成本构成分析，可以有效地评价各考核项目的占用比重状况，通过各项目的构成比率来考核其成本控制质量，依据医院的管理目标，可以有目的地进行资源调配与控制。

对于成本分摊结果，可以进行如下成本结构分析：

1.按成本项目分析

按成本项目分析，即分析医院（或科室）人员经费、卫生材料费、药品费、固定资产折旧、无形资产摊销、提取医疗风险基金等成本要素占医疗成本的比重。

2.按科室核算属性分析

按科室核算属性分析，即按临床、医技、医辅和管理四类核算单元，分析医院成本构成，分析医院各类科室成本比重。

3.按门诊住院分析

按门诊住院分析，即按门诊和住院分析各临床科室的直接成本和全成本比重。

4.按成本习性分析

按成本习性分析，即按固定成本和变动成本分析医院（科室）的成本构成，按直接成本和间接成本分析医院（科室）的成本构成等。通过分析，找出影响成本的重要因素及其关键控制点。

（二）趋势分析

趋势分析是针对医院和科室的收入、成本相关指标，通过对若干个连续期间的报告资料进行相关指标的比较分析，说明成本变化过程及其发展趋势，找出成本变化规律，便于分析影响成本变化的因素及关键控制点。

趋势分析的方法有普通趋势分析、同比趋势分析、环比趋势分析等。采用趋势分析法，在连续的若干期间，可以按绝对数进行对比分析，也可以按相对数（比率）进行对比分析。

各方法的计算公式如下：

普通趋势分析：

$$比率 = \frac{本期数}{基期数} \times 100\%$$

同比趋势分析：

$$比率 = \frac{本期数}{去年同期数} \times 100\%$$

环比趋势分析：

$$比率 = \frac{本期数}{上期数} \times 100\%$$

（三）本量利分析

本量利分析是指分析医院结余为零的业务量（保本点业务量）及其影响因素。本量利分析的公式为：

$$单位边际贡献 = 单位收费水平 - 单位变动成本$$

$$结余 = 医疗收入 - 变动成本 - 固定成本$$

$$保本点业务量 = 固定成本 / 单位边际贡献 = 保本点医疗收入 / 单位收费水平$$

$$保本点医疗收入 = 固定成本 / 边际贡献率 = 固定成本 / （1 - 变动成本率）$$

$$边际贡献率 = 单位边际贡献 / 单位收费水平$$

$$变动成本率 = 单位变动成本 / 单位收费水平$$

通过本量利分析，得出结论。例如，可以通过提高门诊和住院工作量，通过降低变动成本，或是通过提高门诊住院单位收费水平，来实现科室盈亏平衡。

（四）比较分析

比较分析是指确定目标成本，并采用历史最好水平、历史同期水平、同类医院平均水平、同类科室平均水平、预算目标、定额目标等，计算医院（科室、项目）会计期间的成本数据与目标成本的差异，并找出产生差异的因素。比较分析的方法有绝对数比较和相对数比较等。

（五）指标分析

医院应当健全成本分析的指标体系，通过对各指标分析，反映医院的成本水平和管理状况。其指标主要包括：

1.门诊收入成本率

$$门诊收入成本率 = \frac{门诊收入总额}{门全成本总额} \times 100\%$$

通过门诊收入成本比率分析，可以综合反映医院门诊的投入收益水平，即所得与所费的比率，体现了增加结余是以降低成本费用为基础的原则。门诊收入成本率的数值越高，表明医院门诊的收益越好，劳动耗费的效益越高；反之，表明医院门诊的收益越小，劳动耗费的效益越低。

2.住院收入成本率

$$住院收入成本率 = \frac{住院收入总额}{住院全成本总额} \times 100\%$$

通过住院收入成本比率分析，可以综合反映医院住院的投入收益水平，即所得与所费的比率，体现了增加结余是以降低成本费用为基础的原则。住院收入成本率的数值越高，表明医院住院的收益越好，劳动耗费的效益越高；反之，表明医院住院的收益越小，劳动耗费的效益越低。

但需要特别注意的是，在医院实践中，成本管理好的科室不一定能取得好的经济效益，在绩效管理时，也不能单纯地以收益水平（门诊收入成本水平、住院收入成本水平）作为科室考核的指标。

医院虽然十分重视成本管理，但应清醒地认识到单纯以成本收益水平作为考核指标会造成过度医疗、加重病人负担，导致医院发展与公益性目标背道而驰。在进行绩效考核时，医院应综合考虑科室在医院发展中的位置、科室整体实力、业务内容、技术水平、风险程度和劳动强度等因素，结合成本管理水平及收益水平，从多个维度选取考核指标。

3.百元收入药品消耗

百元收入药品消耗＝医疗收入 /（药品成本总额 / 100）

该指标体现在医疗收入中药品所占的份额。此数值较低，说明医院凭医生智力劳动取得的医疗收入较高。

4.百元收入卫生材料消耗

百元收入卫生材料消耗＝医疗收入 /（卫生材料成本总额 / 100）

该指标体现在医疗收入中卫生材料所占的份额。此数值较低，说明医院凭医生智力劳动取得的医疗收入较高。

5.人员经费支出比率

人员经费支出比率 = 人员经费支出 / 成本总额

该指标体现人员经费支出在总成本中的比重。

6.管理费用率

管理费用率 = 管理费用 / 成本总额

该指标体现管理费用在总成本中所占的比重。此比例越低，说明医院的经营管理水平越高。

第四节 医院成本控制

一、医院成本控制的含义

医院成本控制是医院根据一定时期预先建立的成本管理目标，由成本控制主体在其职权范围内，在医疗服务过程中，对各种影响成本的因素和条件采取的一系列预防和调节措施，以保证成本管理目标实现的管理行为。

医院应在保证医疗服务质量的前提下，利用各种管理方法和措施，按照预定的成本定额、成本计划和成本费用开支标准，对成本形成过程中的耗费进行控制。

二、成本控制系统

（一）组织系统

对于组织系统，应按医院的责任中心设立规范确定标准成本预算。这是成本控制的前提。

（二）信息系统

信息系统，即责任会计系统，负责计量、传送和报告成本控制使用的信息。其主要行使的责任为编制责任预算、核算预算执行情况、分析评价和报告业绩。

（三）考核制度

考核制度是控制系统发挥作用的重要因素。其主要行使的责任为规定责任中心的一般尺度，解释责任中心的责任预算标准，规定责任中心的计量标准，规定责任中心的业绩报告内容、时间、详细程度。

（四）奖励制度

奖励制度有利于调动有关人员的工作积极性，是维系控制系统运行的重要因素。

三、成本控制的原则

（一）经济原则

经济原则是指因推行成本控制而发生的成本，不应超过因缺少控制而丧失的收益。医院要从诊疗护理工作的全过程，从物资材料计划、采购、储存、保管、使用的全部环节，从临床、医技、行政工勤的各个部门，都重视节约费用、降低成本的目标管理工作。

（二）因地制宜原则

成本控制系统必须区别设计。医院成本控制绝不是单纯的经济活动，而应将技术与经济相结合，将经济寓于技术活动之中，重视技术经济效益分析，这样才能获得降低成本的最佳方案。

（三）全员参与原则

医院应实行全院、全员、全过程的成本控制，改变过去仅重视实际成本和诊疗成本的片面性，要从医院、科室、班组各个层次，诊疗、技术、经营、后勤服务等各个环节都实现成本管理，通过计划、决策、控制、核算、分析、考核等方法，计算每个环节的物化劳动和活劳动消耗，做到人人参与，做到医院诊疗护理工作和经营活动全过程参与。

四、成本控制的分类

（一）按其与被控对象的关系划分

成本控制按其与被控对象的关系，可划分为直接控制和间接控制。

直接控制是指通过制定成本控制制度、方法、标准等方式，直接对医院发生的经济活动进行控制。

间接控制是指对于某些活动不是由财务部门直接实施控制的，而是有医院的其他职能部门和有关职工参与，医院的财务部门只是通过有关的规章制度和方法间接地对其进行控制。

（二）按其控制的范围划分

成本控制按其控制的范围，可划分为全面控制和重点控制。

全面控制是指对医院所发生的所有的经济业务都要进行控制，使其无一遗漏地处于被控制之中，以确保医院被控制指标的全面完成。

重点控制是指对完成被控指标影响最大的重点部门，投入很大的人力、物力、财力和时间，对其发生的经济业务进行控制。

（三）按其控制的依据划分

成本控制按其控制的依据，可划分为政策控制和制度控制。

政策控制是指按照国家的方针政策对医院的成本进行控制，医院的任何经济活动都必须符合国家的各项方针政策，符合宪法和法律的要求。

制度控制是指按照医院内部制定的各项规章制度，对医院的成本费用进行控制。

（四）按其实施的时间划分

成本控制按其实施的时间，可划分为事前控制、事中控制和事后控制。

事前控制是指在经济业务发生之前，根据有关资料进行分析、综合和预测，制定出相应的措施，使经济业务朝着预期的方向发展。

事中控制是指在成本形成过程当中，对成本开支等所进行的控制。

事后控制是指在经济业务完成以后，根据实际执行的结果等信息资料，将其与计划或预算控制目标对比，提出改进措施，促使被控目标完成的过程。

（五）按其责任单位能否控制划分

成本控制按其责任单位能否控制，可划分为可以控制和不可以控制。

可以控制是指责任单位可以通过一定的方法，对某项经济业务进行控制或者施加影响，使其不偏离既定目标。

不可以控制是指责任单位不能对某项经济业务进行控制或者施加影响，如科室成本分摊中的间接成本。

（六）按其参与的人员划分

成本控制按其参与的人员，可划分为专职人员控制和群众控制。

专职人员控制是指专职成本管理人员参与的对经济活动进行的控制。

群众控制是指依靠医院的全体职工对成本进行控制，这是一个不可忽视的重要因素。

（七）按其控制性质划分

成本控制按其控制性质，可划分为绝对控制和相对控制。

绝对控制是指降低成本支出的绝对额控制。

相对控制是指统筹安排成本、数量和收入的相互关系，以求收入的增长超过成本的增长，实现成本的相对节约。

（八）按其控制手段划分

成本控制按其控制手段，可划分为技术控制和管理控制。技术控制是指将现代科学技术方法及控制论方法运用于成本控制中，如电子计算机、反馈控制、自动控制。

管理控制是指通过管理手段来对成本进行控制，如政策控制、制度控制等。

五、成本控制的方法

（一）标准成本法

标准成本法是医院成本控制中应用最为广泛和有效的一种方法，它以指定的标准成本为基础，将实际发生的成本与标准成本进行对比，揭示成本差异形成的原因和责任，采取相应措施，实现对成本的有效控制。

（二）定额成本法

定额成本法是医院为了及时地反映和监督支出和医疗服务项目成本脱离定额的差异，加强定额管理和成本控制而采用的一种成本计算方法。在成本计算方法中，医疗业务支出和管理费用日常核算都是按照支出的实际发生额进行的，业务成本也都是按照实际医疗支出和管理费用计算的实际成本。这样，医疗支出管理费用和医疗服务脱离定额的差异及其发生的原因，只有在月末通过实际资料与定额资料的对比、分析才能得到反映，而不能在费用发生当时就反映出来，因而不能很好地加强成本控制。定额成本法正是针对以上方法的不足所采用的一种成本计算辅助方法，将事后控制转变为事中控制。

对于临床科室，采取的措施有以下方面：

1.大型单台件设备利用情况分析。

2.人均手术台次增长及手术分级控制。

3.科室欠费率及变动率控制。

4.医疗中心运行情况控制。

5.年度绩效考核指标的下达。

6.缩短病员住院天数。

7.合理的科室人员职称结构。

对于职能部门，采取的措施有以下方面：

1.办公用品、电话、用车费用定额控制。

2.部分医辅科室成本核算情况。

3.汽车班实行单车核算。

4.降低库存物资储备天数。

5.职工食堂与营养食堂增大服务量亏损。

6.通用办公设备、试教设备集中管理共同使用。

7.物资采购进一步规范。

8.所属单位库房物资采购、消毒供应及浆洗实行集中统一供应。

9.布类实行分科管理。

10.推进后勤服务社会化（物管）。

11.水、电能源消耗定额管理（食堂、营养食堂、供应室、浆洗房等）。

六、成本控制的一般要求

第一，院长要对全院成本管理不善、出现严重浪费现象，甚至不应有的经济效益明显下降负责，要对全院计划不周、各环节衔接不佳而影响成本指标的完成负责，要对因发生严重违背财经纪律而造成成本超支负责。

第二，诊疗护理管理部门（医务处和护理部）要对由于安排调度不当造成的严重影响诊疗护理的工作负责，要对由于医疗护理质量下降导致纠纷的明显增加负责，要对在落实技术经济责任制过程中发现严重浪费医院资源资金的后果负责。

第三，物资供应部门要对医用物资供应不及时、物资质量把握不严格造成的影响诊疗护理工作正常进行带来的经济损失负责，要对不按计划采购造成库存积压，或库存保管不善造成变质、损坏、过期失效等各种损失负责。

第四，财会部门要对医院资金管理不善，或造成大量物资积压，或造成业务费用开支控制不严而严重超支，或由于违纪违法造成资金被骗或长期拖欠影响医院正常资金流动和效益的情况负责。

第五，业务科室要对盲目提出器械物资采购造成积压或效益不佳，或因违反规章制度和操作规程造成事故使医院经济蒙受损失，或超定额消耗物资材料和资金造成医疗成本超支的情况负责。

总之，要明确各个部门的责任，各负其责，对造成严重后果者，要按章处理。

第四章　医院收入的管理

第一节　医院收入管理概述

医院收入管理是医院财务管理的重要组成部分。医院可以依照国家政策，通过开展医疗卫生活动和其他业务活动来取得收入，非营利性医院每年还可以依法从上级主管部门取得各项财政补助收入。医院加强收入管理，有利于合理地组织收入，有利于严格执行国家的卫生方针政策和法律法规，有利于提高卫生资源的利用效果、提高社会效益和经济效益，有利于提高医院的财务管理水平。

一、医院收入的概念和内容

（一）医院收入的概念

医院收入是指医院开展医疗业务活动及其他活动依法取得的非偿还性资金，以及从财政和主管部门取得的补助经费。

医院的业务活动包括为病人提供医疗服务活动、按照国家要求开展的社会区域卫生工作和预防保健活动、为提高医疗水平而开展的科研和人员培训活动，即包括医疗、预防、教育、科研等方面活动。开展这些活动时，需要消耗各种资源，为了使各项活动不间断地进行，需要不断地取得补偿，医院取得补偿的主要途径是向受益者收费，构成了医院的业务收入。非营利性医院的业务收入还包括国家预算补助。此外，在市场经济条件下，医院可以利用暂时闲置的资产对外投资，投资时取得的收益也构成了医院收入的一部分。

（二）医院收入的内容

《医院财务制度》规定，按收入与服务方式的关系进行划分，医院收入的内容可分为财政补助收入、上级补助收入、医疗收入、药品收入和其他收入。此外，医院的收入还包括经营收入和附属单位上缴收入等。但营利性医院不包括财政补助收入和上级补助收入这两项内容。

1.财政补助收入

财政补助收入是指医院从主管部门或主办单位取得的财政性事业经费（包括定额和定项补助）。主管部门根据医院的业务能力和医院的等级采取不同的补助方式，一般情况下，对综合性医院采取定项补助的方法，而对专科医院则采取定额补助的方法。

2.上级补助收入

上级补助收入是指医院从主管部门或主办单位取得的非财政性补助收入。医院在医疗业务活动中，由于经费不足难以维持正常业务活动开支时，可以按财务隶属关系，申请事业经费补助。上级主管部门将财政补助收入以外的部分收入拨给医院，这种补助款就作为上级补助收入处理。

3.医疗收入

医疗收入是指医院在开展医疗业务活动中所取得的收入，包括挂号收入、床位收入、诊察收入、检查收入、治疗收入、手术收入、化验收入、护理收入和其他收入。医疗收入的多少，一方面体现了医院在行业内的生存竞争能力，另一方面反映了医院的医疗技术服务能力，是一项重要的财务考核指标。

4.药品收入

药品收入是指医院在开展医疗业务活动中取得的中、西药品收入，它是医院药品销售方面的收入。因为医院的制剂收入不作为医院的主营业务，只能采取单独核算，盈余计入药品进销差价。

5.其他收入

其他收入是指除上述规定范围以外的各项收入，包括培训收入、救护车收入、废品变价收入、不受用途限制的捐赠和对外投资收益、利息收入等。其他收入繁杂、分散、零星，财会部门应加强对其他收入的管理，严格执行有关规定和收费标准。

6.经营收入

经营收入是指医院在开展医疗业务活动及其辅助活动之外开展经营活动取得的收入。需要强调的是，医院的经营活动应当尽可能进行独立核算，执行企业财务制度，对经营性收入要依法缴纳各项税费。

7.附属单位上缴收入

附属单位上缴收入是指医院附属独立核算单位按有关规定上缴的收入。需要注意的是，附属单位补偿医院在支出中垫支的各种费用，应当相应冲减支出，不能作上缴收入处理。

二、医院收入管理的要求

（一）实行财务收支统一管理

《事业单位财务规则》规定："事业单位的各项收入全部纳入单位预算，统一核算，统一管理。"这就要求医院将各项收入全部纳入单位预算中，实行收支统管，这样不但适应了社会主义市场经济条件下医药体制和医院财务管理体制改革的客观需要，而且有利于医院进一步加强各项财务管理工作，提高各项资金使用的综合效益。

（二）充分利用现有条件积极组织收入

在社会主义市场经济条件下，医院若要获得较快发展，除了政府财政部门积极给予支持以外，医院还要按照市场经济的客观要求，充分利用人才、技术、设备等条件，拓宽服务范围，开展各种组织收入活动，不断扩大财源，增强自我发展能力。医院要注重选择合适的收入来源，优化资金结构，培养增收能力，这又可以保持一定的举债能力，利用负债经营提高资金收益率，发挥财务杠杆作用，加快医院的发展。

（三）正确处理社会效益与经济效益的关系

我国的卫生事业是政府实行一定福利政策的社会公共事业，这就要求医院必须将社会利益放在首位，必须有利于卫生事业的发展，有利于人民群众的健康。同时，医院组织收入活动又要按照市场经济的一般规律办事，要讲求经济效益。因此，医院要把经济效益与社会效益统一起来，在获得社会效益的同时，获得较好的经济效益，不能单纯追求经济效益而忽视社会效益。

（四）保证收入的合法性和合理性

医院的各项服务项目都有严格的收费标准和规定，在医院收入管理中，要特别强调收入的合法性和合理性，要求医院必须按照规定程序报批收取，将单位组织收入活动纳入正确轨道。

（五）在收入管理工作中应当注意划清几个界限

1.划清基建投资与事业经费的界限。

2.划清财政补助收入与上级补助收入的界限。

3.划清事业收入与经营收入的界限。

4.划清经营收入与附属单位上缴收入的界限。

5.划清医疗收入与药品收入的界限。

三、医院收入管理的原则

（一）严格执行国家规定的收费标准

国家为了使公民能够得到基本的医疗健康保障，既为医院经营提供政策支持，又规定医院必须执行国家制定的收费项目和标准。这是国家对医疗服务市场的合理干预，医院必须严格执行国家的各项规定。

（二）医院的收费必须使用财政部门统一监制的收费票据

医院的收费必须使用财政部门统一监制的收费票据。统一票据的意义在于保证医院收入的合法性，保护病人的基本权利，避免医院收费混乱和乱收费等情况的发生。同时，统一票据可使医院的收入得到保护，不致流失，使国家能全面、准确地了解医院的经济状况，保证国家税收的合理、准确。

（三）严格收入的确认

按照收付实现制原则，卫生事业单位收入的确认以款项收到与否为标志；按照权责发生制原则，卫生事业单位收入的确认一般有两个标志，一是服务活动实现，二是收到货币资金或取得索要款项的权利。只有同时具备这两个条件，才能确认为收入的实现。考虑到医院服务的特殊性，医院应该采用权责发生制原则来确认收入。

（四）医院的收入要全部入账，由财务部门统一管理

医院内部任何部门、科室均不得自行收费、私立小金库，财务部门也不得建账外账，必须纳入统一的核算体系，医院不得成立"院中院"、搞科室承包、挂靠等。门诊、住院的现金收入当日入账，不得坐支；应及时清理全院收入，特别是长期住院病人发生的费用；出院病人发生的欠费要及时清理，使收入资金置于安全管理之下。

（五）不同种类的收入要分别核算，分别管理

为了抑制医药费用增长过快、解决人民群众经济负担过重的问题，国家规定医疗收入和药品收入分别核算和管理，药品收入实行"核定收入、超收上缴"的管理办法，财政和主管部门核定医院药品收入总额（包括药品成本、加成收入、折扣等各项收入），超出核定部分的收入按规定上交卫生主管部门。同时，根据财政、税收法规的一些规定，在医院的其他收入中有些项目是要交纳所得税的，所以准确区分各类收入非常重要。

第二节 医院财政补助收入、上级补助收入管理

一、医院财政补助收入管理

医院财政补助收入是指非营利性医院从主管部门取得的财政性预算补助收入，它属于财政拨款范畴，包括经常性补助和专项补助，不包括对医院的基本建设投资。国家对

医院的基本建设投资的财务管理，按照国家有关规定办理。财政拨款是医院的一项重要资金来源，加强财政拨款管理，在医院收入管理中具有重要意义。

对医院财政补助收入，要严格按照国家规定的事业经费科目、内容、程序，进行申报、领拨、使用、核销，并按照预算级次和预算科目进行明细核算。医院应根据主管部门或财政部门核定的用款计划和预算规定的用途使用资金，未经财政部门或主管部门批准，不得改变资金用途。

（一）医院经常性财政补助拨款

医院经常性财政补助拨款是国家财政根据预算管理体制规定，按有关标准对非营利性医院或承担了相应社会福利职能的其他性质医院的补助。它一般由卫生主管部门统一领取，然后转拨给各医院。

国家对医院的财政补助拨款，分为定额补助和定项补助两大类。

定额补助是在核定医院全面收支的基础上，按照一定标准计算确定对医院的补助，如按门诊人次、出院人数、编制床位等指标，制定相应的补助标准，计算出补助总额。

定项补助是在核定医院全部收支的基础上，确定一项或几项支出由国家财政给予补助，其余项目的支出由医院自行解决，如对工资性支出或工资总额中的一些项目、离退休人员费用给予全额或部分补助。一般来讲，大中型医院以定项补助为主。

（二）专项补助

医院的专项补助拨款是财政机关在核定的经常性补助以外，根据卫生事业发展的专门需要，拨给医院的具有专门用途的资金。例如，根据区域卫生规划，拨给相应医院的设备购置款、房屋修缮款、科研费用和进修培训专款等，这种补助主要是给予非营利性医院的，营利性医院在承担了相应的职能后，如科研、教学、传染病防治等，也可以给予补助。

对医院专项补助的管理，应重点做好以下几方面的工作：

1.应按规定的用途和程序取得专项补助拨款，并按批准的用途开支，保证专款专用。财政专项拨款的使用，要划清专项补助与其他资金的界限。医院财政部门应根据财政预算，对专项补助的使用实行统一计划、集中管理，以实现综合平衡。有关职能部门和业务部门应按批准的支出计划，精心组织实施，保证支出质量，按期完成规定的任务，提高专项拨款的经济效益。

2.在使用设备专款购建大型设备前，必须进行充分的可行性分析，组织临床、设备、财务、后勤、审计等部门人员进行论证和评议，必要时，应邀请主管部门相关科室领导和社会各界专家参与，提出不同的方案，上报卫生行政主管部门和财政部门批准。

3.对于用维修专款进行的大型修缮工程，在开工前，应严格把住审核施工预算和签订合同关，控制工程预算，并对施工单位进行资格审查；在施工进程中，把好工程进度质量关，聘请专业监理人员进行监理，按工程进度支付工程款；在竣工后，把好验收结算关，通过事前、事中、事后的监督和控制，使维修专款的使用效率达到最高。

4.对于其他专门用途的补助资金，在拨款数额内，按照指定用途开支，且在补助项目结束后，按要求做专项结报。

5.对于各项专项补助，在补助项目结束后，余款按规定应交回的，要及时交回；按规定可留用的、转作事业基金的，不得用于福利分配。同时，按有关规定编制专项补助使用情况报告，及时向财政部门和卫生行政主管部门报告。

（三）财政拨款管理要求

1.严格执行国家预算管理制度

根据相关预算管理制度的规定，中央和地方各级部门对医院的经费拨款，一律采用划拨资金的方式，财政部门根据核定的年度预算和单位用款计划，按照主管部门集中填制的拨款申请，填制预算拨款凭证，通过国库将资金划拨到卫生主管部门，由主管部门按照规定的用途办理支用，按预算管理级次转拨，对财政拨款领取和转拨的情况，要单独设置账户进行反映。财政部门、卫生主管部门和医院要定期对账，定期核对预算数字和经费领拨数字，对财政安排的专项资金拨款，要按规定加强管理和核算，保证专款专用，防止挤占、挪用，并定期检查使用情况。

2.划清经常性补助与专项补助的界限

财政对医院的经常性补助，是用于弥补医疗收费标准低于医疗服务的实际成本的，应属于业务收入的一部分，可用于医院的一切正常业务开支；而专项补助是有专门用途的资金，只能用于指定支出项目。医院必须划清二者的界限，不得相互挤占。

3.划清财政补助收入与基本建设投资的界限

国家对基本建设投资规定了明确的制度，它与财政补助有不同的经费来源和投资方向，不能相互挤占、挪用。

（四）医院领拨款项的原则

医院领拨财政拨款是执行单位预算的重要环节。医院为了开展医疗服务等相关工作，需要按照批准的经费预算和规定的手续，向财政部门或主管部门请领财政拨款。

领拨财政拨款要坚持以下原则：

1.按照预算管理依次领拨

医院在领拨财政经费时，应当严格按照国家规定的预算管理级次逐级办理，各级主管部门不准向没有经费领拨关系的单位纵向拨款。同级主管部门之间不准发生横向的经费领拨关系，如需要，应通过同级财政部门办理划拨手续。财政部门一般也不直接与单位发生经费领拨关系，应遵循卫生主管单位会计向同级财政部门请领拨款、二级会计单位向主管部门请领拨款、基层会计单位向上级单位请领拨款、报销单位向主管单位领用款项的管理级次逐级领拨经费。这是因为，如果不按预算级次领拨经费，不仅会打乱资金供应渠道，影响检查预算支出计划的执行情况，而且不利于加强预算资金管理，还不利于核对预算。

2.按照计划领拨

医院应在每个季度开始前，根据核定的年度预算，在预算中列出分月的用款计划，报上级主管部门和财政部门审核后，作为领报经费的依据。医院不得办理无预算、无计划或超预算、超计划的请领拨款。

3.按照进度领拨

财政部门或上级主管部门应对所属医院上报的用款计划进行核定，并结合医院的事业计划执行进度和资金使用情况，按月办理划拨。

4.按照支出用途领拨

各医院应按照预算请领拨款，且必须用于指定项目，不得随意更改支出的用途，特别是专项拨款，不得随意挪用。基本建设拨款、事业经费拨款、专项拨款属于不同类别的预算资金，不许互相流通。按规定用途领拨经费，关系到国家资金的合理分配和事业计划的完成，因而必须认真坚持。

二、上级补助收入管理

上级补助收入是指非营利性医院从主管部门、上级单位取得的非财政性补助收入。当医院按领拨关系取得的经费不足以维持正常业务活动的开支时，还可以向主管部门或上级单位申请取得补助收入。

上级补助收入是医院的主管部门和上级单位用财政补助收入之外的收入，如自身组织的收入和集中下级单位的收入，拨给医院的补助收入，这种补助款作为上级补助收入核算，以弥补医院业务活动支出的不足。如果是财政部门通过主管部门或上级单位转拨的财政性资金的补助收入，则只能计入财政补助收入，不能作为上级补助收入处理。

第三节　医疗收入、药品收入、其他收入管理

一、医疗收入管理

医疗收入是指医院开展医疗服务活动所取得的收入。医疗收入是医院资金的主要来源，涉及面广、政策性强，关系到医患双方的切身利益。

（一）医疗收入管理的原则

1.保证医疗收入的合法性和合理性

非营利性医院严格执行国家的物价政策，严格执行国家关于医疗收费的政策；营利性医院在认真做好成本测算的前提下，合理制定收费标准。

2.正确地处理社会效益与经济效益的关系

医院应正确地处理社会效益与经济效益的关系，在保证危重病人治疗的前提下，合理检查，合理用药，并及时收取费用，做到应收则收，应收不漏。

3.大力挖掘和利用现有人力、设备和技术条件

医院应大力挖掘和利用现有人力、设备和技术条件，充分考虑病人的需要与可能，扩大医疗服务延伸范围，提高医疗服务质量，增进两个效益。

（二）医疗收入的确认

医疗收入应当采用权责发生制核算，即在提供劳务或发出商品，同时收讫价款或者取得索取价款的凭据时，予以确认。在确认时，应满足收入的确认原则：与交易相关的经济利益能够流入医院，有关的收入和成本能够可靠计量。

医患之间存在的医疗行为，在病人向医院提出诊查、治疗请求时，该请求视为要约，经医院做出承诺挂号时医疗劳务合同成立。医疗收入的确认应结合合同的履行情况而定，院方因过失未适当履行其合同义务（法定义务或约定义务）构成违约的，其向病人索取报酬的权利将丧失；造成人身损害后果的，还要面临巨额的医疗损害赔偿。

（三）医疗收入的内容

在医疗服务过程中，按照就医方式的不同，医疗收入可分为门诊收入和住院收入；按照服务的内容不同，医疗收入又可分为挂号收入、床位收入、诊察收入、检查收入、治疗收入、手术收入、化验收入和其他收入等。

医院的医疗服务是医院业务工作的主体。在医疗服务过程中，医务人员借助各种诊疗手段和专业技术，为病人进行各种检查和治疗，这些检查和治疗有的在门诊进行，有的在住院部进行，有的在社区进行，具体形成门诊医疗收入、住院医疗收入和社区服务收入。

1.门诊医疗收入

门诊医疗收入是指向门诊病人收取的挂号收入、诊察收入、检查收入、治疗收入、手术收入、化验收入和其他收入等。

2.住院医疗收入

住院医疗收入是指向住院病人收取的床位收入、诊察收入、检查收入、治疗收入、手术收入、化验收入、护理收入和其他收入等。

其他收入包括暖气、冷气、陪护、婴儿喂养、膳食等费用。

3.社区服务收入

门诊治疗和住院治疗是医院医疗服务的最基本形式，但随着医疗市场竞争的加剧和病人对医院要求的提高，社区服务市场必然成为各医院追逐的目标。

大力开展和推进社区服务，对医院和病人来说都是有利的：

第一，对医院来讲，开展社区服务，可以扩大医院服务辐射的半径，可以增加医院服务收入，还可以增加门诊或住院病人的来源。

第二，可以提高医院的知名度，增加医院的竞争力。

第三，有利于医院对全科医师的培养。因为社区服务投入的人力相对较少，一名医生可能要独立面对各种不同的疾病，这可以锻炼医生的业务能力；对病人来讲，接受社区服务可以节约时间，当病情较轻时，在社区就可以得到一些简单的医疗服务，节约了往返于医院与住家间的时间和金钱。同时，在社区就能得到一定的健康咨询和体检等，不致小病延误成大病。

随着医疗市场竞争的加速和病人对医院服务要求的提高，社区医疗服务必将成为医院业务的主要部分，有些医院甚至会放弃部分传统门诊和住院业务，从而主要投入社区医疗服务，使社区医疗服务成为自己的特色项目。

（四）医院收入管理的内容

1.门诊医疗收入的管理

门诊收费工作接触面广、工作量大，工作责任也大。为了切实加强门诊的收费管理工作，医院要建立健全各项收费管理制度，积极、合理地组织各项收入。

门诊收据是现金收入管理的重要原始凭证。一方面，它可以与业务部门的诊疗单相核对，是审查收费是否正确的依据；另一方面，它又是门诊收入核算的起点。

（1）门诊收费处人员在收到病人交付的现金时，应根据医疗项目立即开出或打印出金额相同的收据。门诊收据一般要求一式三联，一联交给病人收执，一联存根备查，一联随同处方、检查、诊疗单交有关科室作为核算的依据。对于未使用电脑收费的医院，门诊收费收据必须用双面复写纸一次填写，不得分开填写。

（2）在收据上，要有医疗机构的名称、地址，并加盖"现金收讫"戳记，收据上的病人姓名、项目、金额、收款日期、收款人签章等必须填写清楚，金额数字、各明细项目可小写，合计金额必须大写，并严禁涂改。

（3）每日终了，收费人员应及时办理结算，核对所开（打印）收据与所收的现金是否相符。然后，根据存根汇总填制门诊收费日报表，一式二联，一联随同现金交财会部门出纳核收，另一联存根备查。如发生收费（现金）差错，无论是多还是少，都应及时向财会部门如实汇报。财会部门应及时帮助查找原因，并做出相应处理。

（4）内部稽核人员每天都要核对门诊收据存根与收费日报表的相关金额，如发现差错，要及时查明原因，认真处理。

（5）收据必须按编号顺序使用，不得中断或间断。对于作废的收据，必须将一、二联贴在存根上，并注明作废原因，加盖"作废"戳记。

（6）对于退费的处理，如发生在当天收费人员结账前，可索回原收据及检查诊疗单附在存根上，注明作废原因；如退费发生在结账后，除索回收据外，还应由有关科室出具退费凭证。

挂号费、诊察费、病历费收据由财会部门专人保管，应建立领、交、销制度，挂号人员领取收据应先审核无误后，再在领取登记本上记录领取数额。每日终了，挂号人员要将挂号收据、诊察费收据、病历费收据的使用数量，按科室分别统计，填报门诊挂号室收入日报表，并与所收现金核对无误后，交财会部门出纳员。

门诊挂号室收入日报表的格式见表4-1。

表4-1　XX医院门诊挂号室收入日报表

单位：元　　　　　　　　　　年　月　日　　　　　　　　　　第　号

项目	内科	外科	妇科	儿科	XX	XX	XX	合计
初诊								
复诊								
诊察费								
病历费								
小计								
合计（大写）								

交款人：　　　　　　　　　　　　　　收款人：

门诊医药费收据按处方或检查治疗单据据实填写，防止病人冒名顶替、虚假报销的现象出现。医疗费与明细科目之间留有空档，是为填写治疗诊断项目用，这样设计有利于控制科室核算联在医院科室之间流通，也有利于院内外的监督。

门诊收费收据见表 4-2。

表 4-2　XX 医院门诊收费收据

No:000001

姓名：　　　　　性别：　　　　　年龄：

工作单位或地址：　　　　　　　　　　　　　　　　　年　　月　　日

项目		金额
药品费	西药费	
	中成药费	
	中草药费	
医疗费	诊察费	
	检查费	
	治疗费	
	手术费	
	化验费	
	其他	
合计（大写）	仟　佰　拾　元　角　分	

收费员：

门诊收费日报表的格式见表 4-3。

表 4-3　XX 医院门诊收费日报表

单位：元　　　　　　　　　　　年　　月　　日　　　　　　　　　　　第　　号

项目	合计	自费病人	医疗保险	合同记账	本院职工	项目	金额	备注
西药费						交现金		
中成药费						交支票		
中草药费						应收医疗款		
小计						自费病人		
挂号费						医疗保险		
诊察费						合同记账		
检查费						本院职工		
治疗费								
手术费								
化验费								
其他								
小计								
合计								

审核：　　　　　　　收款人：　　　　　　　交款人：

　　每日终了，门诊收费室要将当日收取的医药费用汇总，并与现金核对，登记病人的分账户并汇总。每日终了，核算室要将门诊各科室的科室核算收据收集汇总，并与收费收入日报表核对。医院应加强收费票据管理，建立健全票据管理制度。医院要统一结账时间，明确规定每日结账起止时间。财务部门要指定专人保管收费票据，建立领、交、销登记簿，收费人员每日使用多少交多少，对收费收据存根定期或不定期进行抽查复核。

2.住院医疗收入的管理

病人经门诊医生诊断需要住院治疗时，由医生开具入院通知单，到住院处办理住院手续。住院处根据病情轻重，收取一定的预交金。对于公费医疗等记账病人，应验收证件是否齐全，手续是否符合，介绍信是否有效，并建立住院病人分户账，将住院号、姓名、工作单位名称或地址、科别、床号等填写清楚。

（1）病人预交金的管理

为了保障医疗资金的周转和尽可能减少病人欠费，应实行病人预交金制度。住院处收费人员在收到住院病人交款后，应开预交款收据，一式三联，一联交病人作结算凭证但不能报销，一联作交款凭证汇入报表报财会部门，一联存根作为登记病人分户账的凭证。

每日终了，住院收费处应编制住院收款日报表，连同预交金收据和冲销凭证，以及现金、支票，送交财会部门出纳核收。

（2）住院记账的管理

在病人办理住院手续时，必须按照规定建立住院病人分户账。每一个住院病人在住院期间所发生的一切费用，都必须通过住院病人分户账进行记录和汇总核算，有条件的医院应实行日清制。根据《医院会计制度》的要求，在院病人的医疗费必须实行定期结算。每天病人出院结账后的住院病人分户账必须装订成册，连同全部附件妥善保管，以备核查。

每日终了，住院处根据当日登记的住院病人费用分户账的发生额，与记账处方金额核对相符后，汇总填制在院病人医药费用结算汇总日报表，见表4-4。

表4-4　XX医院在院病人医药费结算汇总日报表

单位：元　　　　　　　　　年　　月　　日　　　　　　第　　号

序号	项目	金额	序号	项目	金额
1	床位费		10	西药费	
2	诊察费		11	中成药费	
3	检查费		12	中草药费	
4	治疗费		13	小计	

续表

序号	项目	金额	序号	项目	金额
5	护理费		14	合计	
6	手术费			其中：自费病人	
7	化验费			医疗保险	
8	其他			合同记账	
9	小计			本院职工	

审核：　　　　　　　制表：

（3）出院结账管理

病人出院，要由主管医生给病人开具出院证。出院证一式三联，病人持出院证到住院处办理出院手续，一联盖过章的出院证交病房退房，一联留住院处作为办理病人出院结算依据，一联交给病人。

病人在出院结算时，应交回预交金收据，凭其抵冲住院费用。如原预交金收据遗失，应办理遗失证明手续。结账人员必须按照住院病人分户账所记费用项目，开具住院医药费用收据。住院医药费收据一式四联，一联住院处存根，一联交给病人，一联作为出院病人结算日报表的附件报财会部门作为记账的依据，一联病历存档。

住院收费收据的格式见表 4-5。

表 4-5　XX 医院住院收费收据

No:000001

姓名：　　　　　　　单位或地址：　　　　　　　性别：

年龄：　　　　　　　科别：

项目	金额	项目	金额	备注	金额
床位费		西药费		医药费合计	
诊察费		中成药费		预交住院金	
检查费		中草药费		现收	

续表

项目	金额	项目	金额	备注	金额
治疗费		小计		应退	
护理费				欠费	
手术费					
化验费					
其他					
小计					
合计（大写）	万　　仟　　佰　　拾　　元　　角　　分				

复核：　　　　　　　　　收费员：

　　每日终了，住院处要编制出院病人汇总日报表，住院处领取住院费收据与门诊收费收据一样，要建立健全领、交、销制度，在实际工作中，病人预交金收入日报表往往与出院病人结算日报表填制在一起。出院病人结算汇总日报表的格式见表 4-6。

表 4-6　出院病人结算汇总日报表

单位：元　　　　　　　　　　　　　年　　月　　日　　　　　　　　第　　号

序号	项目	金额	冲预交金	现收		应返	欠费
				现金	支票		
1	自费病人医药费						
2	医疗保险医药费						
3	合同记账医药费						
4	本院职工医药费						
5	合计						
6	病人预交金		交现金		交支票		

复核：　　　　　　收款人：　　　　　　　交款人：

公费医疗病人在出院时，应同样办理出院结算手续，具体方法同上。每日终了，住院处应根据出院病人医药费收据和公费、劳保记账病人医药费用结算凭证，编制出院病人收入日报表，连同现金、支票报财会部门出纳核收，并由专人负责复核，做到账表相符。住院病人确因困难欠费时，应开具病人欠费结算单，一式四联，一联存根，一联交病人收执，一联作病人分户账，一联交管理欠费部门作为欠费分户账。欠费结算单必须由欠费病人或家属签字，并报经主管领导批准。在收到病人偿还的欠费款时，应给病人开收据（发票），一式三联，一联交病人或家属收执，一联为欠费日报表附件，一联凭其冲减欠费分户账。

3.业余医疗服务收入的管理

业余医疗服务收入是由医院统一组织的业余时间开展医疗服务的收入。

医院所取得的业余医疗服务收入，应纳入预算内管理，由医院统一核算。对所取得的收入，均应开具正式收费收据。

二、药品收入管理

加强和完善药品收入管理，对加快药品资金周转，减少资金占用，提高医院经济效益，圆满完成医院预算收入任务，具有重要意义。医院财会部门应依靠门诊药房、住院药房、门诊收费处和住院收费处，共同加强对药品收入的管理。

药品收入是医院开展医疗业务中取得的各种药品收入，包括门诊和住院的西药收入、中成药收入、中草药收入。

（一）药品收入管理的原则

医院应按规定的标准收取药品费用，用以补偿药品支出。药品收入是医院收入的重要组成部分，医院从财务管理上应将医疗收入与药品收入彻底分开。为了控制医药费用的盲目增长，减轻人民群众的经济负担，避免卫生资源的浪费，我国在制度上规定对非营利性医院药品收入实行"核定收入，超收上缴"的管理办法，财政和主管部门核定医院药品收入总额，对于超出核定部分的收入，按规定上缴财政，使医院经营从指导思想上摆脱"以药养医"，逐步回到因病施治、合理用药的正常轨道上来。

医院在药品收入管理中应遵守以下原则：

1.严格执行规定的药品价格管理办法及标准，实现正常的药品收入，药品价格不得突破国家的最高限价，确保广大群众的利益，并保证药品收入的合法性和合理性。

2.坚持把社会效益放在首位，杜绝盲目追求经济效益。药品收入应立足社会效益，必须有利于卫生事业的发展，有利于人民群众的身体健康，有利于社会主义精神文明建设。医院和医生应本着人道主义精神，正确处理好治病与用药、收入与病人负担间的关系，因病施治，合理用药，维护病人的利益和医院的声誉。

3.严格执行药品采购管理制度，不得私设"小金库"，不得账外收取药品回扣。

（二）药品收入管理的要求

医院要从财务管理上将医疗收支与药品收支彻底分开，从大类上将医院收支类别划分清楚，使分类更加科学合理。

1.财政和主管部门核定药品收入总额，包括药品成本、加成收入、折扣等各项收入，对于超出核定部分的收入，按规定上交卫生主管部门。

2.药品收入总额的规定。药品收入总额包括医院购进药品和自制药品的收入，含药品经营成本、加成收入、折扣收入、加工增加值等所有收入。符合国家规定的药品折扣收入必须记入药品收入，不得作为其他收入，更不允许不入账。

3.对于药品收入总额的核定，应针对各个医院的实际情况，实行一年一定、一院一定，主要依据以下因素：

（1）医院近3年药品收入情况及其剔除不合理因素的上涨幅度。

（2）当年及上年医院药品收入占业务总收入的比重。

（3）当年及上年医院门诊人次数、病床使用率。

（4）当年及上年医院每门诊人次收费水平及每床日收费水平。

（5）商品零售价格指数。

（三）药品收入管理的具体方法

1.凡从医药部门购入的药品，其零售价格应按照国家规定的加成率计算。

2.门诊和住院药房从药库领取药品后，均应按药品的品名、规格进行领入和销售登记，及时反映药品的收发和结存情况。

3.要提高门诊、住院药房划价、发药人员的业务素质。划价人员要熟悉药品的品名、规格和价格，做到划价计算准确。发药人员要熟悉药品的陈列方式和药品的通用性，做到发药准确（不错发、不多发、不少发、不漏发）、发药快。

4.要按规定程序收取药款。

5.及时报账。每日终了，门诊、住院药房根据发药处方笺，分别按照西药、中成药、中草药，分类计算出日销售药品的收入，并编制一式三联的药品销售日报表，见表4-7。在分别与门诊、住院收费处核对无误后，报送财会部门审核，以盖有财务收款章的回单联为依据，一联登记药房药品明细账，一联作处方封面，将当日发药处方笺装订成册，妥善保存，一联财会部门留存，作为编制药品收入记账凭证的依据。

表 4-7　XX 医院药房药品销售日报表

单位：元　　　　　　　　　　　年　　月　　日　　　　　　　　　第　　号

项目	现金		记账		合计		备注
	张数	金额	张数	金额	张数	金额	
西药							
中成药							
中草药							
合计							

药房负责人：　　　　　　　　　复核：

（四）药品超放上缴款

非营利性医院年度药品收入超过核定收入总额部分，为超收上缴款。年度结束，超收上缴款全部上交同级行政主管部门，各级医院不得以任何理由拒缴，对于拒缴的医院，主管部门可扣减其财政补助款。各级卫生主管部门集中的药品超收上缴款，应作为专项资金纳入同级社会保障基金财政专户，实行收支两条线管理，主要用于改善医院设施条件、人才培养、学科建设，也可以用于预防保健和基层卫生工作，药品超收上缴款返还时，要根据医疗卫生事业的发展和区域卫生规划的要求，并结合医院的工作数量、质量、效率及药品收入占业务收入的比例等指标进行考核，返还数目不得超过其上缴款。各级卫生主管部门和财政部门不得以任何理由截留医院上缴的收入，不得抵扣和减少预算拨款，也不得收取管理费和其他费用。

非营利性医院的结余，必须首先扣除药品超收款。医院应将财政部门和主管部门核定的药品收入总额以外的药品收入全额上缴，而不能只上缴超收部分药品的进销差价。

假设某医院的药品进销差价率为 20 %，核定其全年的药品收入为 100 万元，年终执行药品销售收入为 150 万元，则医院应上缴 50 万元。

三、其他收入管理

其他收入指除财政补助收入、上级补助收入、医疗收入和药品收入以外的各项收入，包括培训收入、救护车收入、废品变价收入、不受用途限制的捐赠和对外投资收益、利息收入等。对这些收入应按照有关规定，分别进行管理。

（一）其他收入的特点

1.数额相对较小，现金收款较多，涉及面广泛，且零星分散。

2.其他收入可能源于医院财产的损毁、转让。

3.其他收入涉及税收。根据税法规定，非营利性医院的医疗、药品收入是免征企业所得税的，但对于其他收入，除培训收入外，均应缴纳企业所得税。

4.其他收入与某些支出的冲回不易区分。

（二）其他收入管理的要求

加强对其他收入的管理，有利于保证收入及时、完整、合法，并减少收入流失，从而保护各方利益。

1.严格凭证手续，严禁收入不交公

医院的其他收入必须有合法的凭证作为依据，能够取得外部凭证的，应以外部凭证为记账依据，没有外部凭证的，应在内部凭证上由经手、审批人签章，以示负责；任何科室不得截留、私分、挪用和私设"小金库"，收入全部交财务部门入账，并建立健全相关管理制度；财务部门收到款项，必须出具合法票据，作为做账和双方监督的依据。

2.合理进行收费

其他收入中明确了收费标准的（如救护车收入），应按标准收取，不得擅自定价；

国家没有规定收费标准的，应按医院自定的收费标准收费，不得多收，也不能因关系、人情等而少收，以保证医院的收入。

对来院进修、培训的人员做好管理，财务部门应定期与医务、科教部门联系，核对进修、培训人员是否正常交纳费用。

（三）废品变价收入管理

医院的各种废旧材料、包装物和过期报废设备较多，这些废品均有一定的价值，是医院的资产。其变价收入应统一交到医院，不得由科室和个人占有，以免造成医院资产流失。医院应有专门机构或指定人员，对废品进行收集、分类、整理，对于可利用的应再利用，对于不能用的统一交废品收购部门，变价收入交给医院。

第四节　医院收入的确认、预测和控制

一、医院收入的确认

确认收入的条件应该是经济利益流入，医院收入应该以经济利益的流入为依据。医院收入的确认，应根据业务性质，合理确定收入的实现。

第一，对于财政补助收入、上级补助收入，在收到款项时予以确认。

第二，对于医疗收入、药品收入，应根据实现原则予以确认。其实现原则有两个决定条件：一是与收入有关的诊疗服务已提供；二是收入的获得过程实际上已完成，已经获得在将来取得医药费用的法定权利。无论款项是否收到，医疗收入和药品收入都应以实际发生数予以确认。

第三，对于其他收入，以实际收到款项予以确认。

第四，医院取得的收入为实物时，应根据有关凭证确认其价值，没有凭证可供确认的，参照其市场价格确定。

二、医院收入的预测

医院收入的预测是指运用一定的方法，通过对医院历史资料和医院诊疗业务条件的分析、研究、总结，考虑发展趋势，预先测算出医院未来一定期间的收入水平。通过预测，可以更有效、合理地使用人、财、物等资源，实现人尽其才，物尽其力，优化组合，以提高医院的社会效益和经济效益。

预测方法分为定量预测法和定性预测法，定量预测法主要有移动平均趋势法、指数平滑法和加权算术平均法等。

（一）移动平均趋势法

移动平均趋势法的预测要点是把预测对象从过去至现在的变化趋势延伸到未来，据以测算未来某个时期可能达到的目标。

（二）指数平滑法

指数平滑法是以预测期的前一期的预测值和实际值为依据，对其过去的变化趋势加入权数因素，来预测未来的方法。

（三）加权算术平均法

加权算术平均法，就是根据现实期限内不同时期资料的重要程度，给予不同的权数（近期权数大一些，远期权数小一些），然后求其加权平均数，作为下一期的预测值的一种方法。

加权算术平均法认为，通常而言，医院以前各期业务收入资料对未来业务收入预测值的影响程度与其距预测期的远近有关，距预测期时间越近影响越强烈，距预测期时间越远影响越弱。

（四）定性预测法

常用的定性预测法一般采用意见综合法，是指预测人员召集医院有关方面的专业人员，共同根据已经得到的信息，结合个人主观经验，对医院未来收入做出判断性预测，最后将个人意见统一起来分析，从而得到收入的预测结果。

三、医院收入的控制

医院收入是补偿医疗活动中各项支出和耗费的来源，是医疗事业维持和发展的重要基础。医院收入控制管理是指对收入整个过程中的控制和管理。规范收入控制管理，是保证收入的完整性，维护国有资产的完整性，防止收入流失的有效途径。

第一，统一每日结账起止时间，门诊收费、住院结算应与各科室、药房结账时间统一，以利核对。对于门诊、住院收费收入，当天收入当天结账、交账，不能推迟或挪用现金。

第二，财务部门要指定专人保管医院的收据，建立健全收据管理制度，严格执行收据的印制、保管、领发、销号制度，防止错收、错发。对于门诊、住院收费收据存根，要组织人员进行复核，并制度化、经常化。

第三，对于医院社区卫生服务收入，要建立健全收入管理制度，统一纳入预算管理。

第四，加强门诊收入日报表、在院病人医药费汇总日报表与科室核算日报表的核对工作，核对数据是否相符，是保证收入安全的有效手段。

第五，医院内审人员要定期对财务记账收入、科室核算收入和门诊、住院收费收入进行核对工作，对不符的要查明原因。

第六，医院要加强对医疗欠费的管理和催收工作，经常检查病人预交金使用情况，尽量减少欠费，建立欠费责任人员负责制度。

第五章　医院资产的管理与核算

第一节　医院资产概述

一、医院资产的含义

（一）医院资产的概念

医院资产是指医院占有或者使用的、能以货币计量的经济资源，包括各种财产、债权和其他权利。医院从事医疗业务活动必须具备一定的资源，或者说物质条件。这些必要的物质条件表现为货币资金、房屋及建筑物、医疗设备、药品及卫生材料等，以及不具有物质形态但有助于医疗活动进行的专利权、土地使用权等无形资产。

（二）医院资产的特征

1.资产是由过去的交易或事项所形成的

医院的资产必须是现实的资产，而不能是预期的资产，是医院在过去一个时期里，通过交易或事项所形成的，是过去已经发生的交易或事项所产生的结果。至于未来交易或事项可能产生的结果，则不属于现在的资产，不得作为资产确认。例如，医院通过财政资金、科教资金或自有资金购买、自行建造等方式形成的某项设备，或因向病人提供医疗服务而形成的应收医疗款等，都是医院的资产，但医院预计在未来某个时点将要购买的设备，因其相关的交易或事项尚未发生，就不能作为医院的资产。

2.资产是医院所占有或使用的

一般来说，一项资源要作为医院的资产予以确认，应该拥有此项资源的所有权。医院对该项经济资源具有实际运营管理权，能够自主地运用它从事医疗活动，向病人提供医疗服务，这意味着医院享有该项经济资源的占有权和使用权及其相关的经济利益，并承担着相应的风险。在某些情况下，一些特殊方式形成的资产，医院虽然对其不拥有所有权，但是能够实际控制和使用的，也应当确认为医院的资产，如融资租入的固定资产。

3.资产是能以货币计量的经济资源

医院所拥有的各项经济资源，如房屋、设备、药品、卫生材料等，其实物形态是各不相同的，采用的计量方式也是多种多样的，如重量、长度、容积等。以各种实物形态存在的资产价值，需要通过货币这个一般等价物获得统一的表现和计量。货币计量构成了会计核算的一个基本前提。一种经济资源如果不能用货币计量，就难以确认和计量这种经济资源价值，这种不能确认和计量的经济资源也就不能被确认为资产。

4.资产最重要的特征是预期能给医院带来社会效益或经济效益

医院是公益性事业单位，不以营利为目的。其资产所强调的是对医疗资源的合理配置与有效使用，即用比较低廉的费用向社会提供比较优质的医疗服务，满足人民群众对医疗服务的需求。这一性质决定医院资产应追求社会效益与经济效益的统一。

医院资产从经济视角来看，是预期会给医院带来经济效益的。所谓带来经济效益，是指直接或间接地增加流入医院的现金或等价物的潜力。预期不能带来经济效益的，就不能确认为医院资产。医院已经取得某项资产，如果其内涵的未来经济效益已经不复存在，就应该将其剔除。

医院的有些资源并不能为医院带来直接的经济效益，而是被消耗于医院的医疗、科研、教学及其他活动中，其所带来的是社会效益的增加。对于这一类项目，由于是医院过去交易或事项形成且能为医院所占有或使用，也符合资产的概念，应确认为医院资产。

（三）医院资产的分类

医院拥有的资产形态多样，在医疗活动中的特点也各不相同。医院资产包括流动资产、长期投资、固定资产、无形资产和其他资产等。

1.流动资产

流动资产是指可以在 1 年内（含 1 年）变现或者耗用的资产。医院的流动资产包括货币资金、应收款项、预付款项和存货等。

2.长期投资

长期投资是指除短期投资以外的投资，包括计划持有时间超过 1 年（不含 1 年）的各种股权性质的投资，以及购入的在 1 年内（含 1 年）不能变现或不准备随时变现的债权性质的投资。

3.固定资产

固定资产是指单位价值在 1 000 元及以上（其中，专业设备单位价值在 1 500 元以上），使用期限在 1 年以上（不含 1 年），并在使用过程中基本保持原有物质形态的资产。单位价值虽未达到规定标准，但耐用时间在 1 年以上（不含 1 年）的大批同类物资，应作为固定资产管理。

固定资产是医院的一项劳动资料或劳动手段，能够在相当长的医院运营中，为医院的医疗活动提供连续服务，且是价值较高的资产，包括房屋及建筑物、专用设备、一般设备和其他固定资产等。医院固定资产的特点是在较长的时间周期内能够保持其原有的实物形态，但其价值则会由于使用而逐渐减少，即逐渐地从其实物形态中分离出来。

4.无形资产

无形资产是指不具有实物形态，而能为医院提供某种权利的资产，包括专利权、著作权、版权、土地使用权、非专利技术、商誉、医院购入的不构成相关硬件不可缺少组成部分的应用软件及其他财产权利等。

5.其他资产

其他资产是指除流动资产、长期投资、固定资产、无形资产以外的其他资产，如长期待摊费用等。

二、资产的确认和计量

（一）资产确认的标准

资产确认的一般标准如下：一是符合资产的定义；二是能够可靠地计量。根据资产确认的两项标准要求，任何一个项目如欲确认为资产，既要符合资产要素的定义，又要符合可靠计量的要求。可靠计量是指交易发生或完成时所形成的各种交易价格。

（二）资产计量的基础

1.资产的初始计量

资产的初始计量是指资产初始确认时入账金额的确定。医院在确认资产时，通常应当按照取得或自制时所发生的实际成本予以计量。对于接受捐赠、无偿划拨的非现金资产，其成本比照同类物资的市场价格或有关凭证注明的金额确定。

2.资产的后续计量

资产的后续计量是指在资产的存续期间内的各个会计期末，资产账面金额的确定。《医院会计制度》出于会计信息有用性和会计谨慎性原则考虑，要求在每年年度终了，对医院的应收款项进行全面检查，对预计可能发生的坏账损失计提坏账准备、确认坏账损失并计入当期费用；对于固定资产和无形资产，要求按月计提折旧和摊销，如实反映资产在期末的真实价值和医院的财务状况。医院的其他资产，除非新增或减少，在期末一般不调整其账面金额。

三、资产类会计科目的设置及变化

新旧制度科目主要变化：

第一，在新制度下，"应收医疗款"科目增加有关与医疗保险机构结算的处理规定。

第二，在新制度下，"其他应收款"科目增加应收长期投资利息或利润的核算内容。

第三，在新制度下，"坏账准备"科目增加改变坏账准备计提范围，允许多种方法计提坏账准备，由规定统一坏账准备计提比例改为规定累计计提坏账准备上限，明确坏账准备计算公式，定义坏账准备核销条件。

第四，在新制度下，增设"预付账款"科目，核算按照购货合同的规定，预付给供应单位的款项。

第五，在新制度下，"库存物资"科目的核算范围扩大，包括药品、卫生材料、低值易耗品和其他材料；药品核算由售价核算转为进价核算；全面规定了取得、发出、盘盈盘亏物资的确认、计量和账务处理。

第六，在新制度下，"在加工物资"科目新增加对明细科目设置的要求。要求健全自制物资成本核算体系，包括成本核算对象（药品、材料类别或品种）、成本构成[直接费用（直接材料、直接人工、其他直接费用）、间接费用]，要求采用适当方法对生产费用进行归集与分配。

第七，在新制度下，"短期投资"科目明确核算内容主要是指短期国债；"长期投资"科目核算内容包括股权投资和债权投资。账务处理不再与"事业基金投资基金"相对应。

第八，在新制度下，"固定资产"科目提高了固定资产的价值标准，明晰了后续支出的会计处理。规定计提固定资产折旧，不再提取修购基金。

第九，在新制度下，"在建工程"科目扩大了核算范围，明确至少按月将基建账中数据并入会计"大账"。关于基建并账的问题，在"在建工程"科目下设置"基建工程"明细科目，还规定至少按月根据基建账中相关科目的发生额在"大账"中按新制度进行处理。

第十，在新制度下，"无形资产"科目新增无形资产摊销科目的核算内容，明确了后续支出的会计处理。

第十一，在新制度下，增设"长期待摊费用"科目。

第十二，取消"开办费"科目。

第二节　货币资金的管理与核算

一、货币资金概述

（一）货币资金的含义

1.货币资金的概念

货币资金是指医院在开展业务过程中处于货币形态的资金，是医院资产中流动性最强的一种资产。它具有转化速度快、占用量不稳定、有一定投资性的特点。医院的一切经济活动，都表现为货币的交换形式，医院取得财政专项补助收入、诊治病人获得的医疗收费等，都表现为货币量的增加，而医院从社会购买各种仪器设备和材料物资、支付给医务人员工资等，都表现为货币量的减少。因此，组织好货币资金的管理与核算，是一项十分重要的工作。

2.货币资金的分类

根据存放地点和用途不同，一般将货币资金分为库存现金、银行存款、零余额账户用款额度和其他货币资金。

（1）库存现金

库存现金是指医院存放在财务部门，由出纳保管的货币，包括库存的人民币和外币。

（2）银行存款

银行存款是指医院存放在银行或其他金融机构，并可以随时支取的货币资金。

（3）零余额账户用款额度

零余额账户用款额度是指根据财政部门批复的用款计划，收到的用于国库集中支付的零余额账户用款额度。

（4）其他货币资金

其他货币资金是指除库存现金、银行存款、零余额账户用款额度以外的其他各种货币资金，包括银行本票存款、银行汇票存款、信用卡存款等。

3.货币资金核算的任务

货币资金核算的任务是：如实反映医院货币资金的活动情况，执行医院的收支预算，促使医院合理安排货币资金的收支，增加收入，节约支出；监督医院认真执行国家有关方针、政策，严格遵守货币资金管理制度，保证资金的安全和完整。

为了完成上述任务，医院财务部门要严格执行国家规定的财务会计制度，建立货币资金的内部控制制度；严密会计核算手续，堵塞漏洞，及时、正确地进行会计账户处理，做好核算工作。

（二）货币资金的管理

1.货币资金管理的要求

管好、用好货币资金不仅关系到医院经济活动的顺利开展，而且直接影响医院的财务状况。医院各项资产、负债、收入、支出等，大多是通过货币资金的收付来实现的，货币资金管理是医院财务管理的重要内容。医院必须加强货币资金管理，建立健全货币资金内部控制制度，提高货币资金使用效率，防止发生损失和浪费。

（1）应根据国家法律、法规和医院的实际情况，明确货币资金管理制度和内部控制制度，使财务人员在工作中有章可循，有规可依，杜绝违法犯罪行为的发生，确保货币资金的安全与完整。

（2）应加强对财务人员职业道德教育，使其做到诚实守信、不贪不占、廉洁自律。医院货币资金管理的关键点是能直接接触大量现金的出纳岗位、门诊收费和住院收费岗位，财务部门应依据内部控制制度的要求，做到接触现金的人员和管账人员职责分明，相互制约，加强对上述岗位的监督和管理。

（3）对现金使用范围以外的经济往来，必须通过开户银行进行转账结算；库存现金实行限额管理，超过库存限额的现金及时存入开户银行；建立定额备用金制度，对于门诊收费和住院收费岗位人员的备用金，要定期清理核对，抽查盘点。

2.货币资金的内部控制

（1）货币资金的控制目标

①确保货币资金业务的合法性。一个良好的内部控制系统，应首先保证医院货币资金业务符合国家相关法律、法规和内部规章制度，确保每一笔货币资金的取得、使用和保管，均严格按照国家财经金融法规进行审批、核对和监管。

②业务核算真实、及时、完整。财务部门要确保货币资金业务的核算符合国家统一的财务会计制度要求，做到货币资金收、付、存数据真实，核算及时，资料齐全，使货币资金在会计账簿和会计报表上的列示准确、完整。

③货币资金安全、可靠、可控。由于货币资金的特性，保护货币资金的安全成为医院内部财务控制的重要目标。通过控制，要确保所有货币资金收入、支出能得到真实、完整的记录和反映，保证货币资金完全处于财务部门的监控之中，保证货币资金的保管安全、可靠。

（2）货币资金内部控制的内容与方法

货币资金内部控制的内容主要有以下三个方面：

①加强监督检查。一是检查货币资金业务相关岗位及人员的设置情况，重点检查是否存在与货币资金业务不相容职务混岗的现象，发挥不同岗位之间相互牵制、互相监督的作用。二是检查货币资金授权批准制度的执行情况，重点检查货币资金支出的授权批准手续是否健全，是否存在越权审批行为。三是检查银行印章的保管情况，重点检查是否存在办理付款业务所需的全部印章交由一人保管的现象。四是检查收款票据的保管情况，重点检查收款票据的购买、保管、领用、核销等手续是否健全，收款票据保管是否存在漏洞。

②加强内部治理。加强内部治理，主要是针对内部控制中的具体问题，特别是对差错、浪费、损失、非授权使用或滥用职权等敏感问题进行评价，找出失控的原因，提出相应的改进、补救措施，建立责任追究制。对于没有执行相关程序、制度、政策的情形，应制定相应的处罚条款，且严格执行。在实际执行中，处罚越严厉，处理越及时，员工执行各项程序、政策或制度就越到位。

③强化内部控制。内部会计控制制度是一个不断变化、修正的过程，可通过观察、询问、检查、穿插测试等方法，检查医院内部控制制度的建立和执行的详细情况，测定内部控制各组成部分是否按规定的控制步骤、方法运行；测试各控制环节运行与其内容是否相符，检查各控制环节和控制点内容、程序、方法的设计是否有效，以及内部控制运行是否协调等。对监督检查过程中发现的货币资金内部控制中的薄弱环节，应及时采取措施，加以纠正和完善。

货币资金内部控制的方法如下：

①人员配备和轮岗控制。选取合格的财务人员办理货币资金业务。办理货币资金业务的人员应当具备良好的职业道德，忠于职守，廉洁奉公，遵纪守法，客观公正。医院

要加强对门诊、住院收费人员的业务培训，门诊、住院收费人员应持会计资格从业证书上岗。财务部门应有计划地实行岗位轮换，以加强货币资金控制，并利于财务人员全面熟悉业务。

②限制接触控制。货币资金的收支和保管只能由经授权的出纳或收费人员负责处理，严禁未经授权的机构或人员直接接触货币资金。医院货币资金的收支和管理必须统一由财务部门负责，对未经授权的部门和人员，严禁其办理货币资金业务或直接接触货币资金。

③不相容职务相互分离控制。按照不相容职务相互分离的要求，合理设计货币资金业务流程及相关工作岗位，明确职责权限，形成相互制衡的机制。实行银行存款对账及银行存款余额调节表的编制与银行存款、现金日记账登记岗位相互分离，货币资金业务授权或批准与执行业务的岗位相互分离，货币资金总账和日记账登记岗位相互分离，票据购买、票据保管、票据填写、票据稽核和印章保管岗位相互分离等。严禁由一人办理货币资金业务全过程。

④回避制度控制。单位领导的直系亲属不能担任本单位会计机构的负责人，会计机构负责人的直系亲属不能担任本单位的出纳工作。

⑤授权批准控制。明确审批人对货币资金业务的授权批准范围、权限、程序、责任和相关控制措施，规定经办人办理货币资金业务的职责范围和工作要求。凡涉及办理货币资金业务的岗位和人员，都必须纳入授权批准控制范围。医院借出款项必须严格执行授权批准程序，严禁挪用货币资金和公款私借，严禁未经授权的机构和人员办理货币资金业务。

⑥建立货币资金收支审批制度。实行货币资金业务授权或批准与执行货币资金业务的职务相分离，明确不同部门、不同管理层次对货币资金不同金额的批准权限。医院应根据单位规模大小和货币资金流通数额大小，合理确定不同部门和不同管理层次的授权批准权限，避免授权不当引起的管理混乱。

⑦支付审批程序控制。医院要根据自身的具体情况，规定各类货币资金收支业务办理流程及批准程序，避免流程不畅产生的漏洞及违规或超越权限的行为发生。货币资金支出办理程序应按照规定程序操作，即"支付申请—支付审批—支付审核—支付结算"。

支付申请指单位有关部门或个人用款时，应当提前向审批人提交货币资金支付申请，注明款项的用途、金额、预算、支付方式等内容，并附上有效的经济合同或相关证明及计算依据。

支付审批指审批人根据其职责、权限和相应程序，对支付申请进行审批。对不符合规定的货币资金支付申请，审批人应当拒绝批准。

支付审核指财务审核人员负责对批准后的货币资金支付申请进行审核，审核批准范围、权限、程序是否合规，手续及相关单证是否齐备，金额计算是否准确，支付方式是否妥当，支付单位是否正确等，经审核无误后签章，交由出纳人员办理货币资金支付手续。对于药品、医疗器械采购等资金需求，除了附上有效的经济合同、执行年度预算安排之外，还要审核是否按政府招标采购等规定进行。对于修缮支出，要附上工程决算书、图纸，以及财务部门和审计部门的审核通知书。对于大型项目支出，要附上可行性研究报告等。

支付结算指出纳人员应当根据签章齐全、手续完整的支付申请，按规定办理货币资金支付手续，特别注意应在原始凭证上加盖"付讫"标志章，及时登记现金和银行存款日记账。经办人应当在职责范围内，按照审批人的批准意见，办理货币资金支付业务。对于审批人超越授权范围审批的货币资金业务，经办人员有权拒绝办理，并及时向审批人的上级授权部门报告。

⑧重大支出事项报批及责任追究控制。建立重大支出事项报批及责任追究制度，明确规定重大支出事项报批的范围、程序、审批人权限。对于重大支出事项，事先要经过可行性研究并通过领导层集体研究、决策的程序，必要时还要召开职工代表大会民主审议通过后再执行。对违反规定审批程序者，一律进行责任追究。

⑨财产保全控制。财产保全控制包括三个方面：一是稽查核对，即医院要建立健全货币资金稽核制度。根据本单位医疗服务活动特点和流程设置稽查核对的专门岗位，明确职责权限，积极地研究、探讨财务电子信息化环境下的会计稽查核对方法。稽核人员要对电子数据输入、输出、修改等进行核对、确认、监控和检查，以确保货币资金的安全。二是定期盘点，是指定期对医院的货币资金等资产进行盘点，并与会计记录核对。如发现差错，要积极查找原因、及时报告、分清责任并按规定处理，重点是对货币资金岗位包括票据管理岗位进行盘点。三是随机抽查。对现金、银行存款管理岗位、票据管理和票据稽查核对岗位、在院病人预交金、印鉴保管岗位的日常业务等进行随机抽查。上述盘点及抽查结果要做好书面记录。

二、库存现金

（一）库存现金管理

库存现金是货币资金的重要组成部分，是通用的支付手段，它可以随时用以购买所需物资，支付有关费用，偿还债务。由于库存现金是流动性最强的一种货币资金，医院必须对库存现金进行严格管理和控制，使现金能在医院的业务活动过程中合理、通畅地流转，提高现金的使用效益，保护现金的安全。

1.现金的收付范围

（1）现金的收入范围

医院可在如下范围内收取现金：①剩余差旅费和归还备用金等个人交款；②收取不能转账的单位或个人的医疗收入及预收医疗款；③不足转账起点的小额收入等。

（2）现金的支付范围

医院应该在如下范围内使用现金：①职工工资、津贴；②个人劳务报酬；③根据国家规定颁发给个人的科学技术、文化艺术、体育等各种奖金；④各种劳保、福利费用，以及国家规定对个人的其他支出；⑤向个人收购农副产品和其他物资的价款；⑥出差人员必须随身携带的差旅费；⑦结算起点（1 000元）以下的零星支出；⑧中国人民银行确定需要支付现金的其他支出。除上述情况可以用现金支付以外，其他款项的支付应通过银行转账结算。

2.库存现金管理的主要内容

医院应该按照中国人民银行规定的现金管理办法和财政部关于单位货币资金管理和控制的规定，办理有关现金收支业务。

现金管理应遵循以下几项规定：

（1）对于属于现金结算范围的支出，可以根据需要从银行提取现金支付；对于不属于现金结算范围的款项支付，一律通过银行办理转账结算。

（2）应加强库存现金的限额管理，在开户银行核定的库存现金限额内支付现金，不得任意超过，超过限额的现金应及时存入银行；库存现金低于限额的，可以签发现金支票从银行提取现金。库存现金限额一般按照医院3~5天日常零星开支所需现金核定，对于离银行较远、交通不便的医院，标准可以适当放宽，可根据15天正常开支需要量核定限额。

（3）应加强库存现金管理，现金收入应当于当日送存开户银行。对于按日送存有困难的医院，由开户银行确定送存时间。同时，应明确收款、付款、记录等各个环节财务人员的职责权限。

（4）支付现金，可以从医院库存现金限额中支付，或者从开户银行提取，不得从医院的现金收入中直接支付（坐支）。因特殊情况需要坐支现金的医院，应当事先报经开户银行审查批准，由开户银行核定坐支范围和限额。同时，医院应当定期向银行报送坐支金额和使用情况。

（5）医院应当定期或不定期地进行现金盘点，确保现金账面余额与实际库存现金额相符。出纳不得"白条抵库"，不准保留账外公款，即不得设置"小金库"等。

3.医院库存现金内部控制

（1）关键控制点

医院应当在严格遵守国家现金管理制度的同时，建立并不断完善库存现金内部控制制度，强化对库存现金关键环节的控制，一般应做好以下几点：

①制度控制。医院要严格按照《现金管理暂行条例》规定，办理现金收支业务，对于实行计算机管理的医院，要建立计算机操作规程，明确计算机操作权限。

②业务流程控制。建立现金内部控制体系，包括审批、审核、收付、复核、记账、核对、清点和清查。其中，审批、核对和清查最为重要。由相关部门和分管院长对原始凭证进行审批，可以保证经济业务的真实性、合理性和合法性，这是控制的首要环节；由财务部门进行账账核对，可以保证现金收付和会计核算的正确性，也是及时发现错误、保证会计工作质量的主要环节；不定期地由清查小组对库存现金进行清查，可以保证现金的安全性和完整性。

③安全性控制。建立现金保管安全责任制，包括现金保管地点、现金保险柜管理、现金解缴银行和由银行提款、收费人员交接班、8小时以外和节假日值班、收费环境的安全保障、防盗设施等，确保库存现金保管安全。

④定额备用金控制。建立定额备用金制度，根据业务情况分别核定物资采购人员的备用金，根据费用结算情况核定门诊、住院收费人员备用金，用于办理病人费用结算。

⑤就诊卡控制。对已经实行计算机网络管理，并已使用就诊卡的医院，要建立就诊卡管理制度，包括就诊卡制作（加密）、专人保管、发行记录的规定。如果病人就诊卡丢失，要先办理挂失手续，补卡或换卡要持有效证件并记录在案，同时建立计算机操作

的权限控制。

⑥预收医疗款控制。建立住院及门诊病人预收医疗款管理制度，包括对预收医疗款收入、退出、结存全过程的控制。

⑦错账更正控制。建立错账更正管理制度，错账更正要经科室负责人或指定授权人对电子数据审核、确认及签章后才能执行，应当留有备查资料，如错账更正通知书，供稽核人员不定期抽查使用。

⑧退费控制。医院的退费要有交费原始凭证、科室核算联，注明退费理由，明确经办人、审批人的责任等。

（2）控制的方法和内容

①门诊、住院收费现金控制的方法和内容如下：

制度控制。这些制度包括收费处工作制度、收费处各岗位职责、现金盘点及盘点记录制度、差错登记制度、交接班制度、住院预交金管理制度、在院病人应收款管理制度。医院应根据在院病人分户账，对在院病人应收款情况，进行随机抽查、动态管理、定期盘点等，保证预交金、在院病人应收款账实相符。

岗位控制。选派有良好职业道德、熟悉财务法规制度及财会专业知识的人员担任收费处负责人，专门负责门诊、住院收费处的管理工作（包括人员考勤、排班、备用金管理、收费员现金盘点的监盘、差错登记、就诊卡控制中的补卡或换卡环节的计算机授权等），监督各项规章制度的实施，协调及处理各方面的业务关系，具体落实对现金岗位的控制，以便发现问题，及时排除收费环节隐患。

电子信息化收费系统控制。在系统程序设计中，对货币资金控制相关问题的处理应与手工管理一致。例如，对于不相容职务相互分离的控制，在程序设计中表现为密码口令的控制；对于收入日报表、预交金或病人费用分户账的控制等，其基本格式、内容与手工状态也要一致。因而，财会人员要参与门诊、住院收费系统的设计，对不符合规范及内控要求的部分提出修改意见。还应制定密码口令安全性、操作规程和注意事项，以及数据输入、输出、存储、查询、数据使用等应遵守的制度，这些都与收费系统的安全及日常管理关系密切。

②出纳岗位现金控制的方法和内容如下：

库存限额控制。按开户银行批准的库存限额控制库存现金余额，超过库存限额的部分要及时送存银行。对于节假日，要特别加强对现金收入的监管，确保现金安全。

不得坐支控制。对于当天收入，要当天送存银行，不得以收入抵支出，即不得坐支，不得公款私存。

限制接触控制。非授权人员不得办理收付现金业务,业务科室擅自收取现金视同"小金库"处理。

收入控制。现金收入必须由财务部门集中管理,出纳人员要根据合法的原始凭证办理现金收入业务,出具由财政或税务部门统一印制的收款票据,保证收入及时、完整入账。

开支范围控制。按照国务院颁布的《现金管理暂行条例》规定办理现金支付业务,凡不属于现金开支范围的支出,均应通过银行转账结算。

日记账控制。出纳人员每天要登记现金日记账、核对库存现金、编制日报表,做到日清月结。

(二)库存现金的核算

1.库存现金账户设置

医院应当设置"库存现金"科目,核算医院的库存现金。该科目属于资产类科目,借方登记库存现金的增加,贷方登记库存现金的减少,期末借方余额反映医院实际持有的库存现金。

医院应当设置"现金日记账",所发生的现金业务收支必须通过出纳人员,由出纳人员根据收付款凭证,按业务发生顺序逐笔登记。每日终了,应当计算当日的现金收入合计数、现金支出合计数和结余数,并将结余数与实际库存数核对,做到账款相符。如果在每日账款核对中出现现金溢余或短缺的情况,应当查明原因,及时进行处理。

2.库存现金的账务处理

(1)从银行提取现金,按照提取金额,借记"库存现金"科目,贷记"银行存款"科目;将现金存入银行,按照存入金额,借记"银行存款"科目,贷记"库存现金"科目。

(2)从零余额账户中提取现金,借记"库存现金"科目,贷记"零余额账户用款额度"科目。

(3)支付内部职工出差等所需的现金,按照借出金额,借记"其他应收款"科目,贷记"库存现金"科目;收到出差人员交回的差旅费剩余款并结算时,按实际收回的现金,借记"库存现金"科目,按应报销的金额,借记有关科目,按实际借出的现金,贷记"其他应收款"科目。

（4）其他原因收到现金，借记"库存现金"科目，贷记有关科目；支出现金，借记有关科目，贷记"库存现金"科目。

（5）库存现金清查的核算。库存现金清查是指对库存现金的盘点与核对，包括出纳人员在每日终了前进行的库存现金账款核对和清查小组进行的定期或不定期的现金盘点、核对。现金清查一般采用实地盘点法。对于清查的结果，应编制现金盘点报告单。医院在现金清查过程中发现现金溢余或短缺，应当及时查明原因后分不同情况进行处理：如发现现金溢余，属于应当支付给有关人员或单位的，借记"库存现金"科目，贷记"其他应付款"科目；属于无法查明原因的，借记"库存现金"科目，贷记"其他收入"科目。如发现现金短缺，属于应由责任人赔偿的，借记"其他应收款"科目，贷记"库存现金"科目；属于无法查明原因的，报经批准后，借记"其他支出"科目，贷记"库存现金"科目。

三、银行存款

（一）银行存款管理

1.银行存款账户

银行存款是医院存放在开户银行的货币资金。医院可以根据医疗业务的需要，按照规定在银行开设账户，进行存款、取款，以及各种收支转账业务的结算。医院应当按照中国人民银行颁布的《银行账户管理办法》，将医院的存款账户分为四类，即基本存款账户、一般存款账户、临时存款账户和专用存款账户。

一家医院只能选择一家银行的一个营业机构开设一个基本存款账户，主要用于办理日常的转账结算和现金收付。医院的工资、奖金等现金支取，只能通过该账户办理。为了加强对基本存款账户的管理，单位开立基本存款账户，要实行开户许可证制度，必须凭中国人民银行当地分支机构核发的开户许可证办理，单位不得为还贷、还债和套取现金而多头开立基本存款账户，不得出租、出借银行存款账户，不得违反规定在异地存款和贷款，不得为个人和其他单位提供信用担保，任何单位和个人不得将单位的资金以个人名义开立账户存储。

2.银行存款的管理要求

医院应按照银行存款的管理规定，对银行存款进行管理。

（1）认真贯彻执行国家的政策、法令，遵守银行信贷、结算和现金管理等有关规定。

（2）各单位在银行开立的账户，只供本单位业务经营范围内的资金收付，不准出租、出借或转让给其他单位或个人使用。

（3）各单位不准签发、取得和转让没有真实交易和债权债务的票据，套取银行和他人资金。

（4）及时、正确地记录同银行的往来账户，重视对账工作，认真、及时地与银行寄送的对账单进行核对，如发现不符，要尽快与银行联系，核对清楚。

3.银行存款的内部控制

（1）关键控制点

①制度控制。医院要严格按照《支付结算办法》等国家有关规定，办理银行收付业务。实行计算机管理的单位，要建立计算机操作规程，明确计算机操作权限及规范。

②开立账户控制。根据《支付结算办法》规定，每个医院只能开立一个基本户，如有业务需要，可按规定的批准手续开立一般存款户或专用存款户，禁止随意开户、多头开户。

③业务流程的控制。建立银行存款内部控制体系，包括审批、复核、结算、记账、对账的控制。其中，"审批""对账"环节最为重要。由相关部门和主管领导对原始凭证进行审批，可以保证经济业务的真实性、合理性和合法性，这是控制的首要关；利用银行对账单、银行存款日记账和总账进行核对，做到账账核对、账实核对、账表核对，以保证银行存款核算资料准确和会计处理正确，确保银行存款的真实性与完整性。设计专门的对账程序和对账稽核员，由非出纳人员和编制收付款凭证以外的财会人员逐笔核对银行存款日记账和银行对账单，并编制银行存款余额调节表，调整未达账项和报告出现的错误，出纳人员要与主管会计核对银行存款和总账金额，并由稽核人员进行复核，以保证银行存款的安全完整。

（2）控制的方法与内容

①银行开户控制。加强银行账户的管理，严格按照《支付结算办法》等国家有关规定开立账户，办理存款、取款和结算；定期检查、清理银行账户的开立及使用情况，发

现问题，及时处理。每个医院只能开立一个基本户，如有业务需要，可按规定的批准手续开立一般存款户或专用存款户，禁止随意开户、多头开户。

根据银行《支付结算办法》规定，银行存款账户分为基本存款账户、一般存款账户、临时存款账户和专用存款账户。

基本存款账户是办理日常结算和现金收付的账户，一个单位只能在银行开设一个基本存款账户。

一般存款账户是单位在基本存款账户以外开设的账户，可以通过该账户办理转账结算和现金缴存，但不能办理现金支取业务。

临时存款账户是因临时运营活动需要开立的账户，可以通过该账户办理转账结算和根据国家现金管理规定办理现金收付业务。

专用存款账户是单位因特定用途需要开立的账户，如用于办理基本建设资金专用存款的账户（包括自筹资金基本建设）。

②支付审批权限控制。关于支付审批权限，目前有不少医院执行一支笔审批制（一般由分管财务的领导负责审批），强调医院货币资金支出必须由专人或其授权审批人方可执行。从实际出发，货币资金支付业务的审批，应采取审批人与复核人（或财会部门的稽核人员）工作相互交叉和相互衔接的方式，对于已列入预算（计划）的开支项目明确、数额明确的支付项目，审批人可据预算和实际支付的单证予以审批。而对于因财经政策或国家标准的变动等而导致审批人很难当即审批的事项，则应由财会部门的稽核人员或相关人员先行预审、复核后，再由审批人进行审批。这样的程序和分工协作，可使货币资金业务审批（核）更加妥当。

③支付结算控制。医院应严格遵守《支付结算办法》，加强对银行结算凭证的填制、传递及保管等环节的管理与控制。不准签发没有资金保证的票据或远期支票，套取银行信用；不准无理拒绝付款，任意占用他人资金；不允许出租、出借账户，妥善保管银行结算凭证，防止丢失、被盗等事故发生。

④日记账与余额调节表控制。医院应根据银行存款日记账、银行对账单、银行存款余额调节表，定期清理未达账项，对调节不符、长期未达的款项应及时查明原因，并向有关负责人报告。

⑤记账控制。医院应采取复式记账控制：出纳员根据银行存款收付记账凭证登记银行日记账，会计根据收付凭证登记相关明细账，总账会计登记总分类账银行存款科目。各记账人员应在记账凭证上签章，以保证银行存款收付业务的可查性，防止或发现结算

弊端，保证银行存款核算信息的可靠性。

⑥对账控制。应对银行存款日记账、相关明细账和总账进行核对，以确保银行存款记录正确可靠。由稽核员每月核对银行日记账、有关明细账、总分类账是否相符，及时发现银行存款核算错误及记账失误，保证账账相符和记录正确。

⑦对账单控制。利用银行对账单、银行存款日记账和银行存款余额调节表进行核对，以确保银行存款真实性与完整性。由出纳和编制收付款凭证以外的财会人员或专职稽核人员，每月至少核对一次银行账户，并编制银行存款余额调节表，调整未达账项。核对对账单，可以及时发现单位和银行的记账差错，防止银行存款被盗用等非法行为的发生，保证银行存款的安全和及时结算。

⑧POS 机刷卡记录到账控制。根据 POS 机刷卡银行到账记录，核对刷卡当日的记录，对未达事项，逐项分析并做相应的账务调整。

（二）银行结算方式

在我国，各单位与其他组织或个人的大量日常经济业务往来，都是通过银行结算的，银行是社会经济活动中各项资金流转清算的中心。为了保证银行结算业务的正常开展，使社会经济活动中各项资金得以通畅流转，《中华人民共和国票据法》《票据管理实施办法》《支付结算办法》等相关法律法规对结算票据及相关业务进行了规范。医院的结算业务除了现金管理制度中规定可以使用现金的以外，都必须通过银行转账结算。医院在办理支付结算时，必须使用中国人民银行统一印制的票据和统一规定的结算凭证。

根据《支付结算办法》的规定，现行医院转账结算方式主要有支票、银行本票、银行汇票、商业汇票、汇兑、托收承付、委托收款和信用证等。

1.支票

支票是出票人签发的，委托办理支票存款业务的银行在见票时无条件支付确定的金额给收款人或持票人的票据。支票上印有"现金"字样的为现金支票，现金支票只能用于支取现金。支票上印有"转账"字样的为转账支票，转账支票只能用于转账。支票上未印有"现金"或"转账"字样的为普通支票，普通支票可以用于支取现金，也可以用于转账。在普通支票左上角划两条平行线的，为划线支票，划线支票只能用于转账，不得支取现金。单位和个人在同城、异地的各种款项结算，均可以使用支票。使用异地支票，单笔金额不能超过 50 万元，并要求完整填写 12 位银行机构代码。签发现金支票和用于支取现金的普通支票，必须符合国家现金管理规定。

支票的出票人签发支票的金额不得超过付款时在付款人处实有的存款金额，禁止签发空头支票。支票的提示付款期限为自出票日起 10 天，但中国人民银行另有规定的除外。

采用支票方式的，收款单位应将收到的支票，连同填制好的两联进账单一并送银行，根据银行盖章退回的进账单第一联和有关原始凭证，编制收款凭证；付款单位向银行提交支票时，要同时填制三联进账单，并根据银行盖章退回的进账单（回单）第一联和有关原始凭证，编制付款凭证。

2.汇兑

汇兑是指汇款人委托银行将其款项支付给收款人的结算方式。单位和个人的各种款项结算，均可以使用汇兑结算方式。汇兑分为信汇和电汇两种。这两种汇兑方式由汇款人根据需要选择使用。对于开立存款账户的收款人，汇入银行应将汇给收款人的款项直接转入收款人账户，并向其发出收账通知。未在银行开立存款账户的收款人，凭信汇、电汇的取款通知或"留行待取"支取的，向汇入银行支取款项时必须交验取款人本人的身份证件，在信汇、电汇凭证上注明证件名称、号码及发证机关，并在"收款人签章"处签章；信汇凭签章支取的，收款人的签章必须与预留信汇凭证上的签章相符。在支取现金的信汇、电汇凭证上，必须有按规定填明的"现金"字样才能办理；未填明"现金"字样需要支取现金的，由汇入银行按照国家现金管理规定审查支付。转账支付的，应由收款人向银行填制支款凭证，并由本人交验其身份证件，办理支付款项。汇款人对汇出银行尚未汇出的款项，可以申请撤销；对汇出银行已经汇出的款项，可以申请退汇。汇入银行对于收款人拒绝接受的汇款，应办理退汇。汇入银行对于向收款人发出取款通知，经过 2 个月无法交付的汇款，应主动办理退汇。

付款单位委托银行办理信汇时，应向银行填制一式四联信汇凭证，即第一联为回单，第二联为借方凭证，第三联为贷方凭证，第四联为收账通知或代取款凭证，根据银行盖章退回的第一联信汇凭证，编制付款凭证。收款单位对于通过信汇的方式汇入的款项，应在收到银行的收账通知时，编制收款凭证。

付款单位委托银行办理电汇时，应向银行填制一式三联电汇凭证，即第一联为回单，第二联为借方凭证，第三联为发电依据，根据银行盖章退回的第一联电汇凭证，编制付款凭证。收款单位对于通过电汇方式汇入的款项，应在收到银行的收账通知时，编制收款凭证。

3.委托收款

委托收款是收款人委托银行向付款人收取款项的结算方式。委托收款便于收款人主动收款，该结算方式适用范围十分广泛。无论是同城，还是异地，都可以使用，单位和个人凭已承兑的商业汇票、债券、存单等付款人债务证明办理款项结算，均可以使用委托收款结算方式。委托收款结算款项的划回方式分为邮寄和电报两种，由收款人选用。

收款人办理委托收款，应向银行提交委托收款凭证和有关债务证明。银行接到委托收款凭证及债务证明，审查无误后办理付款。其中，以银行为付款人的，银行应在当日将款项主动付给收款人。以单位为付款人的，银行应及时通知付款人，按照有关办法规定，需要将有关债务证明交给付款人的，应交给付款人，并签收。付款人应于接到通知的当日，书面通知银行付款，付款人在接到通知的次日起 3 日内未通知银行付款的，视同付款人同意付款。

采用委托收款结算方式的，收款人办理委托收款时，采取邮寄划款的，应填制邮划委托收款凭证，邮划委托收款凭证一式五联，第一联为回单，第二联为贷方凭证，第三联为借方凭证，第四联为收账通知，第五为联付款通知；采取电报划款的，应填制电划委托收款凭证，电划委托收款凭证一式五联，第一联为回单，第二联为贷方凭证，第三联为借方凭证，第四联为发电依据，第五联为付款通知，收款人在第二联委托收款凭证上签章后，将有关委托收款凭证和债务证明提交开户银行，在收到银行转来的收账通知时，编制收款凭证，付款单位根据收到的委托收款凭证和有关债务证明，编制付款凭证。

4.托收承付

托收承付是根据购销合同由收款人发货后委托银行向异地付款人收取款项，由付款人向银行承认付款的结算方式。使用托收承付结算方式的收款单位和付款单位，必须是国有企业、供销合作社，以及经营管理较好并经开户银行审查同意的城乡集体所有制工业企业。办理托收承付的款项，必须是商品交易以及因商品交易而产生的劳务供应的款项。对于代销、寄销、赊销商品的款项，不得办理托收承付结算。收付双方使用托收承付结算，必须签有符合《中华人民共和国合同法》规定的购销合同，并在合同上订明使用异地托收承付结算方式。收款人办理托收，必须具有商品确已发运的证件（包括铁路、航运、公路等运输部门签发的运单、运单副本和邮局包裹回执）及其他有效证件。托收承付结算款项的划回方法分为邮寄和电报两种，由收款人选择使用。

采用托收承付结算方式的，收款人在办理托收时，采取邮寄划款的，应填制邮划托收承付凭证，邮划托收承付凭证一式五联，第一联为回单，第二联为贷方凭证，第三联为借方凭证，第四联为收账通知，第五联为付款通知；采取电报划款的，应填制电划托收承付凭证，电划托收承付凭证一式五联，第一联为回单，第二联为贷方凭证，第三联为借方凭证，第四联为发电依据，第五联为付款通知，收款人在第二联托收凭证上签章后，将有关托收凭证和有关单证提交开户银行，在收到银行转来的收账通知时，编制收款凭证，付款单位根据收到的托收承付凭证的承付付款通知和有关交易单证，编制付款凭证。

5.商业汇票

商业汇票是出票人签发的，委托付款人在指定日期无条件支付确定的金额给收款人或者持票人的票据。商业汇票是一种延期付款的结算方式，付款期限最长不得超过六个月。商业汇票一律记名，允许背书转让。按承兑人不同，商业汇票分为商业承兑汇票和银行承兑汇票。

商业承兑汇票是由收款人签发，经付款人承兑或由付款人签发并承兑的票据。商业承兑汇票的付款人收到开户银行转来的付款通知后，应当在当日通知银行付款。付款人在接到通知的次日起3日内未通知银行付款的，开户银行视同付款人同意付款，银行将于付款人接到通知的次日起第4日上午开始营业时，将票款划给持票人。银行在办理划款时，付款人存款账户不足的，银行应填制付款人未付票款通知书，连同商业承兑汇票邮寄持票人开户银行转交持票人。

银行承兑汇票是指由在承兑银行开立存款账户的存款人签发的，由承兑银行承兑的票据。单位在申请使用银行承兑汇票时，应向其承兑银行按票面金额的万分之五交纳手续费。银行承兑汇票的出票人应于银行承兑汇票到期前，将票款足额交存其开户银行，承兑银行应在汇票到期日或到期日后的见票当日，支付票款。银行承兑汇票的出票人于汇票到期前未能足额交存票款的，承兑银行除了凭票向持票人无条件付款以外，对出票人尚未支付的汇票金额还要按每天万分之五计收利息。

按票据是否带息，商业汇票分为带息商业汇票和不带息商业汇票。带息票据是指汇票到期时，承兑人按票据面值及应计利息之和向收款人付款的商业汇票，即该类票据的到期值等于面值加上利息之和。不带息票据是指票据到期时，承兑人仅按票据面值向收款人付款的票据，即到期值等于面值。

采用商业承兑汇票方式的，收款单位应将到期的商业承兑汇票连同填制的邮划或电划委托收款凭证，一并送交银行办理收款，在收到银行的收账通知时，编制收款凭证。

付款单位在收到银行的付款通知时，编制付款凭证。

采用银行承兑汇票方式的，收款单位将要到期的银行承兑汇票连同填制的邮划或电划委托收款凭证，一并送交银行办理收款，在收到银行的收账通知时，编制收款凭证。付款单位在收到银行的付款通知时，编制付款凭证。

收款单位将未到期的商业汇票向银行申请贴现时，应根据汇票填制贴现凭证，在贴现凭证第一联上按照规定签章后，连同汇票一并送交银行，根据银行退回并加盖转讫章的贴现凭证第四联（收账通知），编制收款凭证。

（三）银行存款的核算

1.银行存款账户设置

为了核算和反映医院存入银行的各种存款，应设置"银行存款"科目。该科目的借方登记银行存款的增加，贷方登记银行存款的减少，期末余额在借方，反映医院期末存款的余额。

医院的银行本票存款、银行汇票存款和信用卡存款等，在"其他货币资金"科目核算，不在本科目核算。

医院应当严格按照国家有关支付结算办法的规定办理银行存款收支业务，并按照规定核算银行存款的各项收支业务。

医院应当按开户银行、存款种类及币种等，分别设置"银行存款日记账"，按照业务发生顺序逐笔登记，每日终了应结出余额。应定期进行"银行存款日记账"与"银行对账单"的核对，至少每月核对一次。月度终了，医院银行存款账面余额与银行对账单余额之间如有差额，必须逐笔查明原因并进行处理，按月编制"银行存款余额调节表"，调节相符。

2.银行存款的账务处理

（1）将款项存入银行，借记"银行存款"科目，贷记"库存现金""应收医疗款""医疗收入""科教项目收入"等科目。

（2）提取和支出存款时，借记"库存现金""应付账款""医疗业务成本""科教项目支出""管理费用"等科目，贷记"银行存款"科目。

3.银行存款的对账

为了及时、准确地掌握银行存款的实际金额，防止银行存款账目出现差错，医院应按期对账。银行存款日记账的核对，主要包括三个环节：一是银行存款日记账与收、付款凭证相核对，做到账证相符；二是银行存款日记账与银行存款总账相核对，做到账账相符；三是银行存款日记账与银行存款对账单相核对，做到账实相符。

医院账面余额与银行对账单余额产生差额的原因，一般有以下两种情况：一是双方记账发生错误，在这种情况下，应及时查明原因，予以更正；二是单位与银行之间存在"未达账项"，在这种情况下，要及时编制"银行存款余额调节表"，剔除未达账项因素的影响。

（1）未达账项的概念及种类

未达账项是指由于医院与银行取得有关凭证的时间不同，而发生的一方已经取得凭证登记入账，另一方由于未取得凭证尚未入账的款项。

产生未达账项有以下四种情况：

①医院已经收款入账，而银行尚未收款入账的账项。

②医院已经付款入账，而银行尚未付款入账的账项。

③银行已经收款入账，而医院尚未收款入账的账项。

④银行已经付款入账，而医院尚未付款入账的账项。

出现未达账项的①和④类账项时，会使医院的银行存款日记账的余额大于银行对账单的余额；出现②和③类账项时，会使医院的银行存款日记账的余额小于银行对账单的余额。

（2）未达账项的调节

未达账项的调节方法有许多，在医院会计实务中，一般采用"补记式"余额调节法。该方法是指医院与银行都以对方账为依据，将各自账面记录的余额进行调节。其方法是：在将医院的"银行存款"余额和"银行对账单"余额，各自加上对方已收而本单位未收的未达账项，减去对方已付而本单位未付的未达账项以后，检查两方余额是否相等。属于医院方面原因的，应按规定的改错方法进行更正；属于银行方面原因的，应及时通知银行更正。在实际工作中，对未达账项的调节，可通过编制"银行存款余额调节表"来实现。

调整后的银行存款余额，反映医院月末银行存款的实有数。如果调节后的余额仍不相等，表明账目有错误，应进一步查明原因，加以更正。需要指出的是，银行存款余额调节表只是为了核对账目，并不能作为调整银行账面余额的原始凭证，要待结算凭证到达后，再进行账务处理，登记入账。

4.外币业务的核算

医院发生外币业务的，应当按照业务发生当日（或当期期初）的即期汇率，将外币金额折算为人民币记账，并登记外币金额和汇率。汇率是指用一种货币单位表示另一种货币单位的价格，它是两种货币之间的比价。即期汇率通常是指中国人民银行公布的当日人民币外汇牌价的中间价。

期末，各种外币账户的外币余额应当按照期末汇率折合为人民币。按照期末汇率折合的人民币金额与原账面人民币金额之间的差额，作为汇兑损益，计入当期管理费用。

以外币购入库存物资、设备等，按照购入当日（或当期期初）的即期汇率，将支付的外币或应支付的外币折算为人民币金额，借记"固定资产""库存物资"等科目，贷记"银行存款""应付账款"等科目的外币账户。

会计期末，根据各外币账户按期末汇率调整后的人民币余额与原账面人民币余额的差额，作为汇兑损益，借记或贷记"银行存款""应付账款"等科目，贷记或借记"管理费用—其他费用"科目。

（1）外币兑换业务核算

外币兑换业务是指医院从银行买入外币或向银行卖出外币。外汇买入或卖出时发生的外币买卖差额，直接计入损益。

（2）外币购销业务核算

外币购销业务是指医院从国外或境外购进药品、卫生材料、器械或引进设备等事项。

（3）期末汇兑损益的计算及账务处理

医院会计制度规定，期末，对于外币货币性项目，因结算或采用资产负债表日的即期汇率折算而产生的汇兑差额，计入当期管理费用。

四、零余额账户用款额度

（一）零余额账户用款额度管理

1.国库集中支付制度

国库集中支付制度是指政府将所有财政性资金纳入国库单一账户体系管理，收入直接缴入国库或财政专户，支出通过国库单一账户体系支付到商品和劳务供应者或用款单位。逐步建立和完善以国库单一账户体系为基础，资金拨付以国库集中收付为主要形式的财政国库管理制度，是财政管理体制改革的有机组成部分和主要内容。在国库集中支付制度下，财政资金的拨付包括财政直接支付和财政授权支付两种方式。

2.零余额账户的概念

零余额账户是指预算单位经财政部门批准，在国库集中支付代理银行和非税收入收缴代理银行开立的，用于办理国库集中收付业务的银行结算账户。预算单位零余额账户的性质为基本存款账户或专用存款账户。

3.零余额账户用款额度

零余额账户用款额度是用于核算实行国库集中支付的医院根据财政部门批复的用款计划收到的零余额账户用款额度。该账户每日发生的支付，于当日营业终了前，由代理银行在财政部门批准的用款额度内与国库单一账户清算。财政授权支付的转账业务一律通过零余额账户办理。

4.零余额账户的管理

零余额账户须由同级财政部门批准开立，并出具证明文件，由开户银行报经中国人民银行核准后核发开户许可证。

（1）医院新开立零余额账户，财政部门在批准开户时，应在相关证明文件中明确账户性质。零余额账户的变更、合并与撤销，须经同级财政部门批准，并按照财政国库管理制度规定的程序和要求办理。

（2）医院因特殊管理需要（如存在异址办公并独立核算的非法人机构等情形），需开立一个以上账户的，应当通过主管部门向同级财政部门提出申请，经同级财政部门批准后开立。

（3）医院零余额账户印鉴卡必须按规定的格式和要求填写，印鉴卡内容如有变动，应当及时向同级财政部门提出变更申请，办理印鉴卡更换手续。

（4）医院零余额账户的用款额度具有与人民币存款相同的支付结算功能，可以办理转账、汇兑、委托收款和提取现金等支付结算业务，可以向本单位按账户管理规定保留的相应账户划拨工会经费、住房公积金及提租补贴，以及划拨经财政部门批准的特殊款项。

（5）医院应建立全面的对账制度，在认真处理各项财政资金支付账务的基础上，定期、及时地核对账务。

（二）零余额账户用款额度的核算

1.零余额账户用款额度账户设置

医院应当设置"零余额账户用款额度"科目，核算实行国库集中支付的医院根据财政部门批复的用款计划收到的零余额账户用款额度。该科目属于资产类科目，借方登记收到授权支付到账额度，贷方登记支用的零余额用款额度，本科目期末借方余额，反映医院尚未支用的零余额用款额度。本科目年末应无余额。

2.零余额账户用款额度的主要账务处理

（1）在财政授权支付方式下，收到授权支付到账额度时，根据收到的额度金额，借记"零余额账户用款额度"科目，贷记"财政补助收入"科目。

（2）支用零余额账户用款额度时，按照支付金额，借记"医疗业务成本""财政项目补助支出"等科目，贷记"零余额账户用款额度"科目；对于支用额度为购建固定资产、无形资产或购买药品等库存物资发生的支出，还应借记"在建工程""固定资产""无形资产""库存物资"等科目，贷记"待冲基金—待冲财政基金"科目。

（3）从零余额账户提取现金时，借记"库存现金"科目，贷记"零余额账户用款额度"科目。

（4）年度终了，依据代理银行提供的对账单中的注销额度，借记"财政应返还额度—财政授权支付"科目，贷记"零余额账户用款额度"科目。

医院本年度财政授权支付预算指标数大于零余额账户用款额度下达数的，根据未下达的用款额度，借记"财政应返还额度—财政授权支付"科目，贷记"财政补助收入"科目。

医院依据下年初代理银行提供的额度恢复到账通知书中的恢复额度，借记"零余额账户用款额度"科目，贷记"财政应返还额度—财政授权支付"科目。

下年度医院收到财政部门批复的上年末未下达零余额账户用款额度时，借记"零余额账户用款额度"科目，贷记"财政应返还额度—财政授权支付"科目。

五、其他货币资金

（一）其他货币资金管理

1.其他货币资金的概念

其他货币资金是医院除库存现金、银行存款、零余额账户以外的其他各种货币资金，包括银行本票存款、银行汇票存款、信用卡存款等。

根据《支付结算办法》的规定，目前，医院可以采用的其他货币资金支付结算方式有银行本票结算、银行汇票结算和信用卡存款结算等。

2.其他货币资金的管理与控制

医院应加强对其他货币资金的管理，及时办理结算，对于逾期尚未办理结算的银行汇票、银行本票等，应按规定及时转回，按规定进行相应账务处理。

其他货币资金的业务管理与控制具体包括以下方面：

（1）职责分离控制。具体为收支业务与记账岗位应分离，出纳与会计岗位应严格分离。

（2）收支程序和权限控制。其他货币资金的收支，应按规定的程序和权限办理。

（3）账户控制。其他货币资金是具有特定用途的货币资金，因此在会计核算时，要与库存现金、银行存款相区别，应单独设置"其他货币资金"账户进行核算。

（4）岗位责任控制。应指定专人管理，保证对其他货币资金的增减变动和结存情况及时、正确地登记入账。做到账实相符，保证其他货币资金的安全。

（5）核对控制。应做到严格执行清查盘点与核对制度，防止挪用或侵占其他货币资金的事件发生，避免其他货币资金流失。

（二）其他货币资金的核算

1.医院应当设置"其他货币资金"科目

医院应当设置"其他货币资金"科目，核算医院的银行本票存款、银行汇票存款和信用卡存款等各种其他货币资金，并在该科目下设置"银行本票存款""银行汇票存款""信用卡存款"等明细科目，进行明细核算。

该科目属于资产类科目，借方登记其他货币资金的增加，贷方登记其他货币资金的减少，期末借方余额反映医院实际持有的其他货币资金。

2.其他货币资金的主要账务处理

（1）银行本票存款的核算

银行本票是申请人将款项交存银行，由银行签发的承诺自己在见票时无条件支付确定的金额给收款人或者持票人的票据。银行本票具有见票即付、信誉高、支付能力强等特点，适用于单位或个人在同一票据交换区域各种款项的结算。银行本票有定额本票和不定额本票两种。定额本票面额分别为1 000元、5 000元、10 000元、50 000元。不定额银行本票是指凭证上的金额栏是空白的，签发时根据实际需要填写金额（起点金额为5 000元），并用压数机压印金额的银行本票。银行本票付款期限自出票日起不得超过2个月。银行本票可以用于转账，注明"现金"字样的也可用于支取现金。申请人或收款人为单位的，银行不得为其签发现金银行本票。

将款项交存银行取得银行本票，按照取得的银行本票金额，借记"其他货币资金—银行本票存款"科目，贷记"银行存款"科目。使用银行本票发生支付，按照实际支付金额，借记"库存物资"等科目，贷记"其他货币资金—银行本票存款"科目。如有余款或因本票超过付款期等而退回款项的，按照退款金额，借记"银行存款"科目，贷记"其他货币资金—银行本票存款"科目。

（2）银行汇票存款的核算

银行汇票是出票银行签发的，由其在见票时按照实际结算金额无条件支付给收款人或持票人的票据。银行汇票的出票银行为银行汇票的付款人，适用于单位或个人向同城或异地支付各种款项。银行汇票具有使用灵活、票随人到、兑现性强等特点。

医院将款项交存银行，取得银行汇票，按照取得的银行汇票金额，借记"其他货币资金—银行汇票存款"科目，贷记"银行存款"科目。医院使用银行汇票发生支出，按照实际支付金额，借记"库存物资"等科目，贷记"其他货币资金—银行汇票存款"科目。如有余款或因汇票超过付款期等而退回款项的，按照退款金额，借记"银行存款"科目，贷记"其他货币资金—银行汇票存款"科目。

（3）信用卡存款的核算

信用卡存款是指医院为取得信用卡而存入银行信用卡专户的款项。信用卡是银行卡的一种，按使用对象分为单位卡和个人卡，按信用等级分为金卡和普通卡。凡在中国境内金融机构开立基本存款账户的单位，可以申请单位卡。单位卡可申领若干张，持卡人资格由申领单位法定代表人或其委托的代理人书面指定和注销。单位卡账户的资金一律从其基本账户转账存入，不得交存现金。单位卡不得用于 10 万元以上的商品交易、劳务、购货款项结算，不得支取现金。

医院将款项交存银行取得信用卡，按照交存金额，借记"其他货币资金信用卡存款"科目，贷记"银行存款"科目。医院用信用卡购物或支付有关费用，借记有关科目，贷记"其他货币资金—信用卡存款"科目。医院信用卡在使用过程中，需向其账户续存资金的，按照续存金额，借记"其他货币资金—信用卡存款"科目，贷记"银行存款"科目。

第三节　固定资产的管理与核算

一、固定资产概述

（一）固定资产的含义

1.固定资产的概念

固定资产是指单位价值在 1 000 元及以上（其中，专用设备单位价值在 1 500 元以上），使用期限在 1 年以上（不含 1 年），并在使用过程中基本保持原有物质形态的资产。单位价值虽未达到规定标准，但耐用时间在 1 年以上（不含 1 年）的大批同类物资，应作为固定资产管理。

对于应用软件，如果其构成相关硬件不可缺少的组成部分，应当将该软件价值包括在所属硬件价值中，一并作为固定资产进行核算；如果其不构成相关硬件不可缺少的组成部分，应当将该软件作为无形资产核算。

2.固定资产的特征

（1）固定资产是为医疗、教学、科研服务或维持医疗运营活动开展而持有的，是为病人服务的工具或手段，而不是直接用于出售的产品。

（2）固定资产的使用寿命超过一个会计年度。医院固定资产属于长期资产，随着使用和磨损,通过折旧方式逐步减少账面价值。对固定资产计提折旧,是对固定资产进行后续计量的重要内容。

(3)固定资产具有实物特征。这一特征将固定资产与无形资产区别开来,有些无形资产可能同时符合固定资产的其他特征,但由于其不具有实物形态,所以不属于固定资产。

3.固定资产的分类

医院的固定资产种类很多,根据不同的分类标准,可以分成不同的类别。医院应当选择适当的分类标准,将固定资产进行分类,以满足经营管理的需要。

(1)按使用部门分类

按固定资产使用部门分类,医院的固定资产可分为临床服务用固定资产、医疗技术用固定资产、医疗辅助用固定资产和行政后勤用固定资产。

①临床服务用固定资产是指医院直接用于临床服务科室的各种固定资产,如门诊室、住院病房、病床及有关医疗用设备等。

②医疗技术用固定资产是指医院直接用于医疗检查技术类科室的固定资产,如放射诊断设备、检验、病理等医疗设备。

③医疗辅助用固定资产是指医院直接用于医疗辅助类科室的固定资产。

④行政后勤用固定资产是指医院直接用于行政后勤需要的各种固定资产,如行政办公房屋、车辆、办公家具和办公设备等。

(2)按使用情况分类

按照固定资产的使用情况,医院的固定资产可以分为在用固定资产、未使用固定资产和不需用固定资产。

①在用固定资产是指医院正在使用的固定资产。由于季节性或大修理等原因,暂时停止使用的固定资产仍属于医院在用固定资产;医院出租(指经营性租赁)给其他单位使用的固定资产和内部替换使用的固定资产也属于在用固定资产。

②未使用固定资产是指已完工或已购建的尚未正式使用的新增固定资产,以及因进行改建、扩建等暂停使用的固定资产。例如,医院购建的尚未正式使用的固定资产、工作任务变更停止使用的固定资产,以及主要的备用设备等。

③不需用固定资产是指医院多余或不适用的固定资产。

按照固定资产使用情况分类,有利于反映医院固定资产的使用情况及其比例关系,便于分析固定资产的利用效率,挖掘固定资产的使用潜力,促使医院合理使用固定资产。

（3）按自然属性分类

按照固定资产的自然属性，医院的固定资产可以分为房屋和建筑物、专用设备、一般设备和其他固定资产。

①房屋和建筑物是指医院拥有或控制的房屋和建筑物及其附属设施。其中，房屋包括门诊、病房、影像室、制剂室等医疗服务用房，库房，职工宿舍，职工食堂和锅炉房等；建筑物包括道路、围墙和水塔等；附属设施包括房屋和建筑物内的通信线路、输电线路和供水供气管道等。

②专用设备指医院根据业务工作的实际需要，购置的具有专门性能和专门用途的设备，如核磁共振仪、CT机、化验检验设备等。

③一般设备指医院持有的通用性设备，如办公家具、交通工具等。

④其他固定资产指以上各类未包含的固定资产，其中包括图书等。

（4）按资金来源分类

按照固定资产的资金来源，医院的固定资产可以分为财政资金形成的固定资产、科教项目形成的固定资产和其他资金形成的固定资产。

①财政资金形成的固定资产是指医院利用政府财政专项资金购买的固定资产。

②科教项目形成的固定资产是指利用科研、教学专项资金购买的固定资产。

③其他资金形成的固定资产是指医院在向病人提供医疗服务的过程中，利用其他资金购买的固定资产。

医院应该按照财务会计制度的规定，详细登记医院固定资产的资金来源，以便进行固定资产核算。

（5）按所有权分类

按照固定资产的所有权，医院的固定资产可以分为自有固定资产和租入固定资产。

①自有固定资产是指医院利用财政资金、科教资金和医院自有资金购买的可供医院自由支配使用的固定资产。

②租入固定资产是指医院采用租赁方式，从其他单位租入的固定资产。

（二）固定资产的确认与计量

1.固定资产的确认

某个项目如要作为固定资产加以确认，除了要符合固定资产的定义以外，还要符合以下条件：

（1）与固定资产有关的经济利益很有可能流入医院或产生社会效益。医院固定资产最重要的特征是预期会给医院带来经济利益或产生社会效益，医院在确定固定资产时，需要判断与该项固定资产有关的经济利益是否有可能流入医院或产生社会效益。如果与该项固定资产有关的经济利益有可能流入医院，并同时满足固定资产确认的其他条件，那么医院应将其确认为固定资产。否则，就不应将其确认为固定资产。

（2）该项固定资产的成本能够可靠计量。成本能够可靠计量，是资产确认的一项基本条件，医院在确定固定资产成本时，必须取得确凿证据，但有时要根据所获得的最新资料，对固定资产成本进行合理估计。例如，医院对于已达到预定可使用状态但尚未办理竣工决算的固定资产，需要根据工程预算、工程造价或者工程实际发生的成本等资料，按估计价值确定成本，暂估入账。待固定资产办理竣工决算后，再按照实际成本调整原来的暂估价值。

2.固定资产的计量

（1）固定资产的初始计量

固定资产初始计量的基本原则是采用实际成本原则，即固定资产在取得时，应当按取得时的实际成本入账。取得时的实际成本应当包括买价、包装费、运输费、交纳的有关税金等相关费用，以及为使固定资产达到预定可使用状态前的必要支出。在实务中，固定资产初始成本的确定，因其取得方式的不同而有所不同。

①对于外购的固定资产，按照实际支付的购买价款、相关税费、使固定资产达到预定可使用状态前所发生的可归属于该项资产的运输费、装卸费、安装费和专业人员服务费等相关支出作为成本。

以一笔款项购入多项没有单独标价的固定资产，按照同类或类似资产价格的比例，对购置成本进行分配，分别确定各项固定资产的成本。

②对于自行建造的固定资产，按照国家有关规定计算成本。

③对于融资租入的固定资产，以租赁协议或者合同确定的价款、运输费、运输保险费、安装调试费等作为成本。

④对于无偿取得（如无偿调入或接受捐赠）的固定资产，其成本比照同类资产的市场价格或有关凭据注明的金额加上相关税费确定。

（2）固定资产的后续计量

医院的固定资产投入使用后，为了维护、提高固定资产的使用效能或者延长固定资产的使用寿命，往往需要对现有固定资产进行维护、改建、扩建或者改良，为此所发生的支出即为固定资产的后续支出。

与固定资产有关的更新改造等后续支出，分为资本化的后续支出和费用化的后续支出。

①资本化的后续支出。与固定资产有关的后续支出，如果使可能流入医院的经济效益或者产生的社会效益超过了原先的估计，如延长了固定资产的使用寿命，或者使服务质量实质性提高，或者使商品成本实质性降低，则应当计入固定资产账面价值，但其增加后的金额不应超过该固定资产的可收回金额。

为增加固定资产的使用效能或延长其使用寿命而发生的改建、扩建或大型修缮等后续支出，属于资本化的后续支出，应当计入固定资产账面价值。

②费用化的后续支出。一般情况下，固定资产投入使用之后，由于固定资产磨损、各组成部分耐用程度不同，可能导致固定资产的局部损坏，为了维护固定资产的正常运转和使用，充分发挥其使用效能，医院将对固定资产进行必要的维护。发生固定资产维护支出只是确保固定资产的正常工作状况，它并不会导致固定资产性能的改变或固定资产未来经济效益的增加。因此，应在该维护支出发生时，一次性直接计入当期费用。

为了维护固定资产的正常使用而发生的修理费等后续支出，属于费用化的后续支出，应当计入当期费用，不计入固定资产账面价值。

（三）固定资产的管理

1.固定资产的管理概述

固定资产在单位资产总额中占有相当大的比重，是单位进行业务活动的基础，对单位的经营效率、经营效果有着重大的影响。它具有种类繁多、形态各异、存放地点分散、单位价值较高、与日常工作生活紧密联系等特点，因其影响重大，与之相关的，容易出现盲目购建、丢失、擅自处置、形成账外资产、私自挪用、毁损和虚列成本等不真实、不正确、不合规及营私舞弊等现象。为加强和规范医院的固定资产管理，提高管理水平和投资效益，防止固定资产毁损和流失，依据《事业单位国有资产管理暂行办法》，医院应当建立固定资产内部控制制度，使固定资产管理工作规范化、制度化、科学化，保证固定资产的安全、完整，提高固定资产的使用效率。

医院应设置专门管理机构或专人，使用单位应指定人员对固定资产实施管理，并建立健全各项管理制度。

建立健全"三账一卡"制度，即财务部门负责总账和一级明细分类账，固定资产管理部门负责二级明细分类账，使用部门负责建卡（台账）。

大型医疗设备实行责任制，指定专人管理，制定操作规程，建立设备技术档案和使用情况报告制度。

医院应当提高资产使用效率，建立资产共享、共用制度。

2.融资租入固定资产的管理

融资租赁是指实质上转移了与资产所有权有关的全部风险和报酬的租赁。医院与出租人签订的租赁合同是否认定为融资租赁合同，不在于租赁合同的形式，而应视出租人是否将租赁资产的风险和报酬转移给承租人而定。如果实质上转移了与资产所有权有关的全部风险和报酬，则租赁应认定为融资租赁；如果实质上并没有转移与资产所有权有关的全部风险和报酬，则该租赁认定为经营租赁。

医院采用融资租赁方式租入的固定资产，虽然在法律形式上资产的所有权在租赁期间仍然属于出租人，但由于资产的租赁期基本上包括了资产的有效使用年限，承租医院实质上获得了租赁资产所能提供的主要经济利益，同时承担了资产所有权有关的风险，因此租赁医院应将融资租入的资产作为一项固定资产入账，同时应确认相应负债，并应采用与自有固定资产相一致的折旧政策。

3.固定资产申请报废的条件

符合下列条件之一的固定资产，可申请报废：

（1）超过使用年限，精确度达不到最低检查或治疗要求又无法降级使用，或该类固定资产已淘汰无修复价值的。

（2）固定资产无法使用或无改装价值的。

（3）固定资产因腐蚀、老化、性能低劣，且无修复价值的。

（4）因房屋改造，固定资产无法迁移或无使用改装价值的。

（5）因事故或其他情况，使固定资产遭受严重损坏，且无修复价值的。

（6）其他符合报废条件的情况。

4.固定资产的控制

固定资产控制是指医院为了提高固定资产管理效率，保证会计核算真实、可靠，防止固定资产流失，促进法律法规有效遵循，实现医院对固定资产管理目标，而制定和实施的一系列内部控制方法、措施和程序。

加强固定资产控制，有利于保证固定资产的真实、安全和完整，有利于保证固定资产购建的合法性，有利于保证固定资产使用效率，有利于保证会计信息的准确性，有利于保证医疗活动的可持续发展。

（1）控制的范围

固定资产控制的范围与其业务流程紧密相关，其流程主要分为购入、使用和处置三个阶段。每个阶段都有细化的业务活动，主要包括投资规划、预算控制、购建及验收控制、使用环节控制、维修保养控制、变动处置控制和盘点清查控制等。

①投资规划。医院要根据业务发展的实际需要和资源条件，对固定资产建设或购置进行可行性研究，对处置环节进行控制等。投资规划应经过集体讨论决策。

②预算控制。固定资产的投入如不能带来社会效益和经济效益，就会形成投资风险，因此医院必须根据报经批准的投资规划，对需要增加的固定资产进行论证后，方能编制预算，以防止盲目购建。

③购建及验收控制。医院直接购入的固定资产，需要采购部门根据批准的预算进行采购、安装、调试和验收，使用部门应签署验收合格意见后，方可办理交付使用手续；自建或改扩建的固定资产，还需要按规定进行招投标，择优选择施工单位，对每一项完工交付使用的固定资产，要组织施工单位、建设部门及监理单位等共同验收，验收合格后再办理交付使用手续。

④使用环节控制。该控制包括固定资产的会计控制，固定资产的计价、计提折旧等账务处理，必须按照《医院财务制度》和《医院会计制度》的规定进行核算。为了使固定资产发挥最大效用，还应建立固定资产日常保养、维护和维修制度，建立岗位责任制，确保固定资产的正常使用。

⑤处置环节控制。该控制包括固定资产的清查盘点、报废、调出等环节。为了保证固定资产的账实相符，医院必须每年至少进行一次全面的固定资产清查盘点，建立清查盘点制度；对固定资产报废、调出、捐赠等，应组织有关部门进行技术鉴定和正确估价，经过严格的审核和报批手续后方可办理。

（2）控制要点和控制方法

①控制要点。固定资产的控制，包括对申请、审批、购建、验收、使用、计价、维修保全、修购基金提取、盘点和处置等关键环节进行控制，防范固定资产的盲目购置、不当使用、被盗和毁损等。

②控制方法。固定资产的主要控制方法有不相容职务相互分离控制、授权批准控制、会计系统控制、预算控制、财产保全控制、风险控制和内部报告控制等。

二、固定资产的核算

（一）固定资产的账户设置

医院应当设置"固定资产"科目，核算医院固定资产的原价。该科目属于资产类科目，借方登记固定资产的增加，贷方登记固定资产的减少，期末借方余额反映医院期末固定资产的账面原价。

由于各医院的业务特点和规模大小不同，医院应当根据固定资产定义，结合本单位的具体情况，制定适合本单位的固定资产目录、分类方法，以及每类或每项固定资产的折旧年限、折旧方法，作为进行固定资产核算的依据。

医院应当设置"固定资产登记簿"和"固定资产卡片"，按固定资产类别、使用部门和每项固定资产设置明细账，进行明细核算。对于出租、出借的固定资产，应设置备查簿进行登记。

医院应当在固定资产明细账中登记每项固定资产入账成本中财政补助资金、科教项目资金、其他资金的金额及其所占的比例。

经营租入的固定资产，应当另设辅助簿进行登记，不在"固定资产"科目核算。

（二）固定资产的账务处理

1.对于医院购入不需要安装的固定资产，借记"固定资产"科目，贷记"银行存款""应付账款"等科目；购入需要安装的固定资产，借记"在建工程"科目，贷记"银行存款""应付账款"等科目；发生安装费用的，借记"在建工程"科目，贷记"银行存款"等科目，安装完毕交付使用时，借记"固定资产"科目，贷记"在建工程"科目。

2.对于自行建造的固定资产，其成本包括该项资产完工交付使用前所发生的全部必要支出。工程完工交付使用时，按自行建造过程中发生的实际支出，借记"固定资产"科目，贷记"在建工程"科目。

3.对于在原有固定资产基础上进行改建、扩建、大型修缮后的固定资产，其成本按照原固定资产账面价值（"固定资产"科目账面余额减去"累计折旧"科目账面余额后的净额）加上改建、扩建、修缮发生的支出，减去改建、扩建、修缮过程中的变价收入，再扣除固定资产拆除部分的账面价值后的金额确定。

将固定资产转入改建、扩建、大型修缮时，应按固定资产的账面价值，借记"在建工程"科目，按已计提的折旧，借记"累计折旧"科目，按固定资产的原价，贷记"固定资产"科目。工程完工交付使用时，按工程实际成本，借记"固定资产"科目，贷记"在建工程"科目。

4.对于融资租入的固定资产，其成本按照租赁协议或者合同确定的价款、运输费、途中保险费、安装调试费等确定。按照确定的成本，借记"固定资产"科目，按租赁协议或合同确定的租赁价款，贷记"长期应付款"科目，按照实际支付的运输费、保险费、安装调试费等相关费用，贷记"银行存款"等科目。

5.对于无偿调入或接受捐赠的固定资产，其成本比照同类或类似资产的市场价格或有关凭据注明的金额加上相关税费确定。按确定的成本，借记"固定资产"科目（不需安装）或"在建工程"科目（需要安装），按发生的相关税费，贷记"银行存款"等科目，按其差额，贷记"其他收入"科目。

6.对于与固定资产有关的更新改造等后续支出，应分别按照以下情况处理：

（1）对于为增加固定资产的使用效能或延长其使用寿命而发生的改建、扩建或大型修缮等后续支出，应当计入固定资产账面价值，通过"在建工程"科目核算。

（2）对于为了维护固定资产的正常使用而发生的修理费等后续支出，应当计入当期费用，借记"医疗业务成本""管理费用"等科目，贷记"银行存款"等科目。

（三）固定资产处置的核算

医院固定资产的处置包括出售、报废、毁损、对外投资、无偿调出和对外捐赠等，当发生固定资产处置业务时，应分别按照以下情况处理：

1.对于出售、报废、毁损的固定资产，按照所处置固定资产的账面价值减去该资产对应的尚未冲减完毕的待冲基金余额后的金额，借记"固定资产清理"科目，按照已提取的折旧，借记"累计折旧"科目，按照相关待冲基金余额，借记"待冲基金"科目，按照固定资产的账面余额，贷记"固定资产"科目。

2.对于经上级主管部门批准的以固定资产对外投资的，按照评估价加上发生的相关税费作为投资成本，借记"长期投资—股权投资"科目，按照投出固定资产已提的折旧，借记"累计折旧"科目，按发生的相关税费，贷记"银行存款""应交税费"等科目，按投出固定资产的账面余额，贷记"固定资产"科目，按其差额，贷记"其他收入"科目或借记"其他支出"科目。

3.对于经上级主管批准处置的无偿调出、对外捐赠固定资产，按照发出固定资产已提的折旧，借记"累计折旧"科目，按照发出固定资产对应的尚未冲减完毕的待冲基金余额，借记"待冲基金"科目，按照发出固定资产的账面余额，贷记"固定资产"科目，按其差额，借记"其他支出"科目。

（四）固定资产清查的核算

医院的固定资产应当定期进行清查盘点，每年至少盘点一次。对于盘盈、盘亏的固定资产，应当及时查明原因，根据规定的管理权限报经批准后，及时进行账务处理。盘盈的固定资产，应当按照同类或类似资产市场价格确定的价值入账，并确认为当期收入；盘亏的固定资产，应先扣除可以收回的保险赔偿和过失人的赔偿等，将净损失确认为当期支出。

1.对于盘盈的固定资产，按照同类或类似资产市场价格确定的价值，借记"固定资产"科目，贷记"待处理财产损溢—待处理非流动资产损溢"科目。报经批准处理时，借记"待处理财产损溢—待处理非流动资产损溢"科目，贷记"其他收入"科目。

2.对于盘亏的固定资产，按照固定资产账面价值减去该资产对应的尚未冲减完毕的待冲基金余额后的金额，借记"待处理财产损溢—待处理非流动资产损溢"，按已计提的折旧，借记"累计折旧"科目，按相关待冲基金余额，借记"待冲基金"科目，按固定资产的账面余额，贷记"固定资产"科目。

报经批准处理时，按照相关待处理财产损溢金额扣除可以收回的保险赔偿和过失人的赔偿等后的金额，借记"其他支出"科目，按照已收回或应收回的保险赔偿和过失人赔偿等，借记"库存现金""银行存款""其他应收款"等科目，按照相关待处理财产损溢余额，贷记"待处理财产损溢—待处理非流动资产损溢"科目。

三、固定资产折旧

（一）固定资产折旧的概念

固定资产的折旧是指由于磨损和耗损而转移到医疗服务价值中的那部分固定资产价值。固定资产的磨损和耗损包括固定资产的实物损耗、自然损耗和无形损耗。

其中，实物损耗是指固定资产在使用过程中其实物形态由于运转磨损等发生的损耗。固定资产的自然损耗是指受自然条件影响发生的腐蚀性损耗。固定资产的无形损耗是指在使用过程中由于技术进步等非实物性磨损、非自然磨损等发生的价值损失。

（二）固定资产折旧的计提范围和计提方法

1.固定资产折旧应注意的问题

医院应当对除图书以外的固定资产计提折旧，在固定资产的预计使用年限内，系统地分摊固定资产的成本。

（1）医院一般应当按月提取折旧，当月增加的固定资产，当月不提折旧，从下月起计提折旧；当月减少的固定资产，当月仍计提折旧，从下月起不提折旧。

（2）计提融资租入固定资产折旧时，应当采用与自有固定资产相一致的折旧政策。能够合理确定租赁期届满时将会取得租入固定资产所有权的，应当在租入固定资产尚可使用年限内计提折旧；无法合理确定租赁期届满时能够取得租入固定资产所有权的，应当按照租赁期与租入固定资产尚可使用年限两者中较短的期间内计提折旧。

（3）因发生固定资产更新改造等后续支出而延长其使用年限的，应当按照更新改造后重新确定的固定资产成本及重新确定的折旧年限，重新计算折旧额。

（4）固定资产计提折旧后，无论能否继续使用，均不再提取折旧；对于提前报废的固定资产，也不再补提折旧。

（5）对于已达到预定可使用状态，但尚未办理竣工决算的固定资产，应当按照暂估价值确定其成本，并计算提取折旧；待办理竣工决算后，再按照实际成本调整固定资产暂估价值，但不需要调整原已计提的折旧额。

2.固定资产折旧的计提方法

原则上，医院应当根据固定资产的性质，采用年限平均法或工作量法计提折旧。计提固定资产折旧不考虑预计净残值。

（1）年限平均法

年限平均法也称直线法，是将固定资产应计提折旧额均衡分摊到固定资产预计使用寿命期间的一种方法。在实际工作中，固定资产折旧额通常是按事先规定的折旧率计算。固定资产折旧率是一定时期内固定资产折旧额与原始价值的比率。

采用年限平均法计算固定资产折旧比较简便，但存在明显的局限性。一是固定资产在不同使用年限提供的社会效益或者经济效益是不同的。一般来说，固定资产在其使用前期工作效率相对较高，所提供的服务或者经济效益也较多；而在其使用后期，工作效率一般呈下降趋势，因而所能够提供的服务或者带来的经济效益也就逐渐减少。年限平均法不考虑这一事实，有其不合理之处。二是固定资产在不同的使用年限发生的维修费用不一样。固定资产的维修费用随着其使用时间的延长而不断增大，而年限平均法没有考虑这一因素。

当固定资产各期的负荷程度相同，各期应分摊相同的折旧费用，这时采用年限平均法计算折旧是合理的。但若固定资产各期负荷程度不同，采用年限平均法计算折旧时，则不能反映固定资产的实际使用情况，提取的折旧数与固定资产的损耗程度也不相符。

（2）工作量法

工作量法是根据实际工作量计提固定资产折旧额的一种方法。计算公式如下：

单位工作量折旧额 = 固定资产原价 / 预计总工作量

某项固定资产月折旧额 = 该项固定资产当月工作量 × 单位工作量折旧额

（三）累计折旧的核算

1.累计折旧的账户设置

医院应当设置"累计折旧"科目，核算医院固定资产计提的累计折旧。该科目应当按照所对应固定资产的类别及项目设置明细账，进行明细核算。

该科目属于资产备抵科目，借方登记累计折旧的减少，贷方登记累计折旧的增加，期末贷方余额反映医院提取的固定资产折旧累计数。

2.累计折旧的主要账务处理

（1）按月提取固定资产折旧时，按照财政补助、科教项目资金形成的金额部分，借记"待冲基金"科目，按照应提折旧额中的其余金额部分，借记"医疗业务成本"（医疗及其辅助活动用固定资产）、"管理费用"（行政及后勤管理部门用固定资产）、"其他支出"（经营出租用固定资产）等科目，按照应计提的折旧额，贷记"累计折旧"科目。

对于具有多种用途、混合使用的房屋等固定资产，其计提的折旧额应采用合理的方法，分摊计入有关科目。

（2）对于固定资产进行处置或盘亏时，按照所处置或盘亏固定资产的账面价值减去该资产对应的尚未冲减完毕的待冲基金余额后的金额，借记有关科目，按已提取的折旧，借记"累计折旧"科目，按相关待冲基金余额，借记"待冲基金"科目，按固定资产账面余额，贷记"固定资产"科目。

四、固定资产清理

（一）固定资产清理的含义

固定资产清理是指固定资产的报废和出售，以及因各种不可抗力的自然灾害而遭到损坏和对损失的固定资产所进行的清理工作。

医院在医疗运营过程中，对不适用或不需用的固定资产进行出售、转让，对不能继续有效使用的固定资产按规定进行清理，对遭受灾害而发生毁损的固定资产进行毁损清理，利用固定资产进行投资、捐赠等，都属于固定资产处置。固定资产处置一般通过"固定资产清理"科目进行核算。

（二）固定资产清理的核算

1.固定资产清理的账户设置

医院应设置"固定资产清理"科目，核算医院因出售、报废、毁损等转入清理的固定资产价值及其清理过程中所发生的清理费用和清理收入等，并在该科目下按照处置资产净额、处置净收入、被清理的固定资产项目，设置明细账，进行明细核算。

该科目借方登记转入清理的固定资产价值及清理过程中所发生的清理费用，贷方登记清理过程中所发生的清理收入，期末余额反映尚未清理完毕的固定资产的价值及清理净收入（清理收入减去清理费用）。

2.固定资产清理的主要账务处理

（1）将出售、报废、毁损固定资产转入清理时，按照固定资产的账面价值减去该资产对应的尚未冲减完毕的待冲基金余额后的金额，借记"固定资产清理—处置净收入"科目，按照已提取的折旧，借记"累计折旧"科目，按照相关待冲基金余额，借记"待冲基金"科目，按照固定资产账面余额，贷记"固定资产"科目。

（2）对于清理过程中发生的费用和相关税金，按照实际发生额，借记"固定资产清理处置资产净额"科目，贷记"应交税费""银行存款"等科目。

（3）对于固定资产出售、报废、毁损所收回的价款、残料价值和变价收入等，借记"银行存款"等科目，贷记"固定资产清理—处置净收入"科目；对于应当由保险公司或过失人赔偿的损失，借记"库存现金""银行存款""其他应收款"等科目，贷记

"固定资产清理—处置净收入"科目。

（4）出售、报废、毁损固定资产清理完毕，借记"固定资产清理—处置净收入"科目，贷记"其他收入"科目或"应缴款项"科目（按规定上缴时），同时借记"其他支出"科目，贷记"固定资产清理处置资产净额"科目。

第四节　无形资产的管理与核算

一、无形资产概述

（一）无形资产的含义

1.无形资产的概念

无形资产是指不具有实物形态，而能为医院提供某种权利的资产，包括专利权、著作权、版权、土地使用权、非专利技术、商誉、医院购入的不构成相关硬件不可缺少组成部分的应用软件及其他财产权利等。

（1）专利权

专利权是指政府批准并赋予的、独家使用或者控制某项发明创造的专用权利。发明人或者设计人申请的有关发明创造，依据国家规定的法定程序一经批准，发明人或设计人即对该发明创造取得独家使用权或控制权，即专利权。专利权受国家法律保护，任何单位和个人未经专利人认可，擅自使用专利权人拥有的专利，即构成侵权行为，须承担法律责任，赔偿经济损失。

专利权是一种有期限的产权，专利权包括发明专利、实用新型和外观设计专利两类。我国专利法规定，发明专利的有效期限为15年，实用新型和外观设计专利的有效期限为5年，期满前专利发明人可以申请延长3年。

（2）著作权

著作权是指文学艺术和科学作品等著作人依法对其作品拥有的专门权利。中国公民、法人和非法人单位的作品，无论是否发表，均有著作权，受到国家法律保护。

著作权一般包括人身权、财产权、发表权、署名权、修改权、保护作品完整权、使用权和获得报酬权。依法拥有的著作权除法律另有规定的以外，未经著作人许可或者转让，他人不得占有和行使。

（3）土地使用权

土地使用权是指土地使用者对依法取得的土地在一定期间内拥有进行利用、开发和经营等活动的权利。中华人民共和国土地实行社会主义公有制，任何单位和个人不得侵占、买卖或者以其他形式非法转让土地。

土地使用权具有以下三个特点：

一是相对独立性，在土地使用权存续期间，其他任何单位和个人，包括土地所有者，均不得任意收回土地或者非法干预土地使用权人的合法活动。

二是使用内容的充分性，土地使用权人在法定范围内有对土地实行占有、使用、收益和处分的权利。

三是土地使用权是一种物权，即有对物的请求权，如可能丧失占有时，有返还请求权；正常使用受到分割时，有除去妨害请求权；发生妨害危险时，有防止请求权。

（4）非专利技术

非专利技术，也称专有技术、专有秘密、技术诀窍等，是指发明者未申请专利或不够申请专利条件，而又未公开的先进经验、先进技术的设计资料、先进配方等。

医院的非专利技术一般是指在组织医疗活动或其他活动过程中取得的有关医疗、经营和管理等方面的知识、经验和技巧。

非专利技术由于发明创造人不愿意申请，或者来不及申请，或者虽然提出专利申请但未获批准而没有取得专利权。非专利技术不受法律保护，只能靠持有者的自我保护，因而保密性决定了非专利技术的独占性、实用性、新颖性和价值性，也决定了它能给单位带来较高的收益。

（5）商誉

商誉是由医院的技术水平、医疗质量、医德医风、服务态度、院容院貌和建院史等诸多因素形成的在行业中的声誉地位，可以体现出社会公众对医院的满意度和忠诚度，是医院拥有和控制、能够为医院带来未来超额经济利益的无法具体辨认的资源。

（6）应用软件及其他财产权利

应用软件及其他财产权利是指医院购入的不构成相关硬件不可缺少组成部分的应

用软件及其他财产权利等。

2.无形资产的特征

（1）无形资产的非实体性

一方面，无形资产没有人们感官可感触的物质形态，它或者表现为人们心目中的一种形象，或者以特许权形式表现为社会关系范畴；另一方面，它在使用过程中没有有形损耗，在报废时也无残值，这是无形资产区别于其他资产的显著标志。

（2）无形资产的不确定性

无形资产得以作为资产存在的前提条件，是能为医院带来未来的经济利益。其创造经济利益能力受两方面影响：一方面，无形资产的有效期受技术进步和市场变化的影响很难准确确定；另一方面，受到有效期不稳定的影响。

（3）无形资产的可辨认性

医院对无形资产进行核算，该资产必须能够区别于其他资产，可单独辨认。

资产只有满足下列条件之一，才符合无形资产概念可辨认的标准：

①能够从医院资产中分离或划分出来，并能单独或者与相关合同、资产、负债一起用于出售、转移、授予许可、租赁或交换。

②源自合同性权利或其他法定权利，无论这些权利是否可以从医院或其他权利、义务中转移或分离。

（4）无形资产属于非货币性长期资产

无形资产由于没有发达的交易市场，一般不容易转化为现金，在持有过程中为医院带来未来利益的情况不确定，属于非货币性长期资产。

（5）持有无形资产的目的

医院持有无形资产的主要目的是用于临床医疗或提供劳务，或为经营管理服务，而不是为了出售。

3.无形资产的分类

（1）按经济内容分类

无形资产按其反映的经济内容，可以分为专利权、著作权、土地使用权和非专利技术等。

（2）按来源途径分类

无形资产按来源不同，可以分为外来无形资产和自创无形资产。外来无形资产是指从医院外部取得的无形资产，包括医院外部采购、接受投资、政府给予的特许经营权等。自创无形资产是指医院自行研制、开发的无形资产。

（3）按使用寿命的期限是否确定分类

无形资产按使用寿命的期限是否确定，可以分为使用寿命有限的无形资产和使用寿命不确定的无形资产。使用寿命有限的无形资产是指能够预见其为医院带来经济利益期限的无形资产。使用寿命不确定的无形资产是指无法预见其为医院带来经济利益期限的无形资产。

（二）无形资产的确认与计量

1.无形资产的确认

医院对于无形资产，应当在同时符合以下条件时予以确认：

（1）符合无形资产的定义。

（2）产生的经济效益或者社会效益很可能流入医院。

（3）成本能够可靠地计量。

医院购入的不构成相关硬件不可缺少组成部分的应用软件，应当作为无形资产核算。

2.无形资产的计量

（1）初始计量

无形资产的取得方式不同，其价值的构成也不相同。

①购入的无形资产。医院购入的无形资产的成本包括实际支付的购买价款、相关税费，以及可归属于该项资产达到预定用途所发生的其他支出。

单位取得的土地使用权通常应当确认为无形资产。土地使用权用于自行开发建造房屋等建筑物时，土地使用权的账面价值不与建筑物合并计算为建筑物成本，而仍应作为无形资产进行核算，土地使用权和建筑物分别计提摊销和折旧。对于单位外购建筑物，在实际支付的价款中包括土地使用权的价值和建筑物的价值，应当对支付的价款按照合理的方法在土地使用权与建筑物之间进行分配；对于确实无法合理分配的，应当将支付的价款全部计为建筑物成本，作为固定资产核算。

②自行开发的无形资产。医院自行开发并按法律程序申请取得的无形资产，将依法取得时发生的注册费、聘请律师费等费用作为无形资产的实际成本。依法取得前，在研究与开发过程中发生的材料费用、直接参与开发人员的工资及福利费、开发过程中发生

的租金、借款费用等直接计入当期费用。

医院在自行研究与开发无形资产的过程中，会发生各种各样的费用，例如，研究与开发人员的工资和福利费、使用设备计提的折旧、外购相关技术发生的支出等，发生的这些费用往往难以根据某个特定的项目进行归集。此外，医院研究与开发的项目是否能成功，是否将来能为医院带来经济效益，在研究与开发过程中往往存在较大的不确定性。为谨慎起见，医院在自行开发无形资产过程中发生的研究与开发费用，应于发生时确认为当期费用；而依法申请取得无形资产时发生的注册费、律师费等费用，则应作为依法申请取得的无形资产的成本，并据此进行会计核算。

（2）后续计量

无形资产属于医院的长期资产，能在较长的时间里给医院带来经济效益。无形资产通常也有一定的有效期限，它所具有的价值的权利或特权总会终结或消失，因此医院应将入账的无形资产在一定年限内摊销。

医院的无形资产应当自取得当月起，在预计使用年限内，采用直线法分期平均摊销。会计期末，无形资产应当按照摊余成本计量。

二、无形资产的核算

（一）无形资产的账户设置

医院应当设置"无形资产"科目，核算医院为开展医疗活动、出租给他人或为管理目的而持有的且没有实物形态的非货币性长期资产。该科目应当按照无形资产的类别和项目设置明细账，进行明细核算。

该科目属于资产类科目，借方登记无形资产的增加，贷方登记无形资产的减少，期末借方余额反映医院已入账无形资产的账面原价。

医院应当在无形资产明细账中登记每项无形资产入账成本中财政补助资金、科教项目资金、其他资金的金额及其所占的比例。

（二）无形资产的主要账务处理

1.购入的无形资产

购入的无形资产的成本包括实际支付的购买价款、相关税费，以及可归属于该项资产达到预定用途所发生的其他支出，按确定的成本，借记"无形资产"科目，贷记"银行存款"等科目。

使用财政补助、科教项目资金购入无形资产的，按构成无形资产成本的支出金额，借记"无形资产"科目，贷记"待冲基金"科目，同时借记"财政项目补助支出""科教项目支出"科目，贷记"财政补助收入""零余额账户用款额度""银行存款"等科目。

2.自行开发并按法律程序申请取得的无形资产

对于自行开发并按法律程序申请取得的无形资产，按依法取得时发生的注册费、聘请律师费等费用，借记"无形资产"科目，贷记"银行存款"等科目。

3.与无形资产有关的后续支出

对于与无形资产有关的后续支出，应分别按以下情况进行处理：

（1）对于为增加无形资产的使用效能而发生的后续支出，如对软件进行升级或扩展其功能等所发生的支出，应当计入无形资产账面价值，借记"无形资产"科目，贷记"银行存款"等科目。

（2）对于为了维护无形资产的正常使用而发生的后续支出，如对软件进行漏洞修补等所发生的支出，应当计入当期费用，借记"医疗业务成本""管理费用"等科目，贷记"银行存款"等科目。

（三）无形资产处置的核算

无形资产在处置（包括转让、对外投资、核销等）时，应当分别按以下情况进行处理：

1.对于经批准转让的无形资产，按照收到的价款，借记"银行存款"等科目，按所发生的相关税费，贷记"应交税费""银行存款"等科目，按收到的转让价款扣除相关税费后的金额，贷记"其他收入"科目或"应缴款项"科目（按规定上缴时）。同时，按无形资产账面价值减去该资产对应的尚未冲减完毕的待冲基金余额后的金额，借记"其他支出"科目，按已计提的累计摊销，借记"累计摊销"科目，按相关待冲基金余额，借记"待冲基金"科目，按无形资产账面余额，贷记"无形资产"科目。

2.对于以已入账无形资产对外投资的，按照评估价加上发生的相关税费作为投资成本，借记"长期投资—股权投资"科目，按照投出无形资产已提的摊销额，借记"累计摊销"科目,按发生的相关税费,贷记"银行存款""应交税费"等科目,按照投出无形资产的账面余额,贷记"无形资产"科目,按其差额,贷记"其他收入"科目或借记"其他支出"科目。

3.对于无形资产预期不能为医院带来服务潜力或经济利益的,应当将该无形资产账面价值及相关待冲基金余额予以核销。报经批准后,按准核销无形资产的账面价值减去该资产对应的尚未冲减完毕的待冲基金余额后的金额,借记"其他支出"科目,按准核销无形资产已计提的摊销,借记"累计摊销"科目,按相关待冲基金余额,借记"待冲基金"科目,按准核销无形资产的账面余额,贷记"无形资产"科目。

三、无形资产摊销

(一)累计摊销的方法及摊销年限确定原则

医院无形资产应当自取得当月起,在预计使用年限内,采用年限平均法,分期平均摊销。如果预计使用年限超过了相关合同规定的受益年限或法律规定的有效年限,那么该无形资产的摊销年限按如下原则确定:

1.对于合同规定了受益年限但法律没有规定有效年限的,摊销期不应超过合同规定的受益年限。

2.对于合同没有规定受益年限但法律规定了有效年限的,摊销期不应超过法律规定的有效年限。

3.对于合同没有规定受益年限,而法律也没有规定有效年限的,摊销期不应超过 10 年。

(二)无形资产摊销的核算

1.无形资产摊销的账户设置

医院应当设置"累计摊销"科目,核算对无形资产计提的累计摊销。该科目应当按照所对应的无形资产的类别及项目设置明细账,进行明细核算。该科目属于资产备抵科目,借方登记累计摊销的减少,贷方登记累计摊销的增加,期末贷方余额反映医院无形资产的累计摊销额。

2.累计摊销的主要账务处理

（1）按月计提无形资产摊销时，按照财政补助、科教项目资金形成的金额部分，借记"待冲基金"科目，按照应提摊销额中的其余金额部分，借记"医疗业务成本""管理费用"等科目，按照应计提的摊销额，贷记"累计摊销"科目。

（2）在处置无形资产时，按无形资产账面价值减去该资产对应的尚未冲减完毕的待冲基金余额后的金额，借记有关科目，按已计提的累计摊销，借记"累计摊销"科目，按相关待冲基金余额，借记"待冲基金"科目，按无形资产账面余额，贷记"无形资产"科目。

第六章　医院负债的管理与核算

第一节　医院负债概述

一、医院负债的含义

（一）医院负债的概念

负债是指医院所承担的能以货币计量、需要以资产或者劳务偿还的债务，包括流动负债和非流动负债。流动负债是指偿还期在 1 年以内（含 1 年）的短期借款、应付票据、应付账款、预收医疗款、预提费用、应付职工薪酬和应付社会保障费等。非流动负债是指偿还期在 1 年以上（不含 1 年）的长期借款、长期应付款等。

医院为维持日常医疗活动，以及长期发展的需要，一般会采取向外举债的方式筹集资金，从而形成医院的负债。

另外，还有一些负债是由过去的交易或事项形成的潜在义务，其存在必须通过未来不确定事项的发生或不发生予以证实；或由过去的交易或事项形成的现时义务，履行该义务时，可能会导致经济利益流出医院或该义务的金额不能可靠地计量，这种负债称为或有负债，如医疗事故纠纷诉讼潜在的损失、不确定事项等。

（二）医院负债的特征

1.负债是现时已经存在的、由过去的经济业务所产生的经济负担。例如，医院从银行取得借款、从医药公司赊销药品等业务会引起负债；某些在法律上强制执行的责任，如税费缴纳等，也会增加医院的负债。

2.负债是可以用货币计量或合理估价的债务责任。因此，每项负债都有确定的偿还金额，或者虽无确定的金额，但有接近精确的估计数。

3.负债的履行，会导致医院未来经济利益的流出。

4.负债必须有确定的债权人，其偿还的形式必须是债权人所能接受的。负债偿还的方式有用现金或非现金的物品及其他资产支付，用劳务来抵偿或以新举债的方式来抵偿。

（三）医院负债的分类

医院的负债包括流动负债和非流动负债。

1.流动负债

医院的流动负债具有以下特点：

（1）偿还期限短。流动负债是在债权人提出要求时，债务人即期偿付，或在1年内，或超过1年的一个营业周期内，履行偿债的义务。

（2）筹资成本低。流动负债主要是为医院日常医疗活动服务的，能够在短期内为医院提供资金来源，筹资成本很低。

（3）偿还方式灵活。除了大多数用货币资金偿还，还可以用商品或劳务等偿还。

医院的流动负债按照产生的原因，可以分为以下三类：

（1）筹集资金产生的流动负债。例如，医院从银行和其他机构借入的短期借款等。

（2）结算过程中形成的流动负债。例如，医院购入的药品、卫生材料、低值易耗品等已经到货，在货款尚未支付前形成的待结算应付账款，社会医疗保险机构预拨的医疗保险基金和预收病人门诊及住院时交纳的医疗款等。

（3）业务活动过程中形成的流动负债。由于医院实行权责发生制，有些费用需要预先提取，如预提费用、应付职工薪酬、应付福利费和应付社会保障费等；按照国家规定，应缴入国库或上缴行政部门的应缴未缴款项，以及一些其他的应付、暂收款项，如存入保证金等。这些都属于医院业务活动过程中形成的流动负债。

医院的流动负债根据应付金额及内容，又可以分为以下三种：

（1）应付金额确定的流动负债。这类负债有短期借款、应付账款、预收医疗款、应付职工薪酬、应付福利费、应付社会保障费、其他应付款和预提费用等。

（2）应付金额视经营情况而定的流动负债。这类流动负债需待医院在一定的经营期间才能确定金额，如应缴款项、应交税费等。

（3）应付金额需予以估计的流动负债。这类负债是过去已经发生的业务，只是没有确切的应付金额。对于这类负债，要通过分析客观的依据，如医院以往业务的经验、类似医院的经验或专门的调查资料等，据以估计负债金额。

2.非流动负债

医院的非流动负债具有以下特点：

（1）医院举借长期债务的目的是购置大型设备、增大病床规模和扩建医疗用房等，而流动负债的举债目的是满足日常医疗活动的需要。

（2）如果医院的非流动负债金额较大，将在较长的时间内对医院的财务状况和运营状况产生持续的影响。

（3）举借长期债务的资金一般用于大型项目建设，而这些投资具有不可逆转性，即一旦投资完成，想再改变已不可能或者是代价太大，因此举借长期债务加大了医院的财务风险。

（4）非流动负债的偿还期限较长，一般超过 1 年。

（5）非流动负债可以分期偿还，或者分期偿还利息定期偿还本金，或者确定债务到期时一次性偿还本息。

医院非流动负债的分类如下：

（1）按取得的途径，非流动负债可以分为从银行或金融机构取得的非流动负债和从非银行单位取得的非流动负债。从银行或金融机构取得的非流动负债为长期借款，从非银行单位取得的非流动负债主要为医院直接对外发行的债权等。

（2）按应付金额是否肯定，非流动负债可以分为应付金额肯定的非流动负债和应付金额需要估计的非流动负债。一般来说，长期负债大都是应付金额肯定的负债，即在负债发生时，就可以明确到期的应偿还金额。但也有例外情况，如通过中国银行借入的引进国外大型医疗设备的贷款，就应将借款到期期间外汇与人民币变动的比率计入应偿还的金额，这就构成了长期负债中应付金额需要估计的部分。

（3）按照经济内容，非流动负债可以划分为长期借款、长期应付款等。长期借款是指医院向银行等金融机构借入的偿还期在 1 年以上的各种款项，一般用于大型医疗设备的购置、基建工程、大修理工程等。长期应付款是指医院除长期借款外的其他各种长期应付款项，如融资租入固定资产的租赁费等。

二、医院负债的管理及控制

（一）医院负债的管理

负债是医院资金来源的重要组成部分，医院在开展医疗活动中，有一定数量的负债，对医院正常业务活动的开展具有积极意义。但应该合理安排负债的规模，保证合理使用和按期偿还，并随时掌握医院的偿债能力，以免出现债务风险。

医院的资金流动性与偿债能力，对医院的债权人、产品供应商、医院员工、医院管理者、政府、医疗保险管理机构、病人等利益相关者都非常重要，并会影响到医院的医疗活动、筹资活动、投资活动的正常进行。

如果医院经常拖欠药品、材料、器械等供应商的货款，拖欠员工的工资及奖金，则会影响供应商对医院的态度和员工的工作情绪，从而影响医院正常的医疗、科研活动顺畅进行。如果医院不能按期偿还短期银行借款等，则会影响医院的信誉，增大今后筹资的难度。如果筹资能力受损，医院将会失去投资机会，使得医院的可持续发展受到制约。如果医院的医疗活动由于资金流动性及偿债能力不足而不能正常运行，势必会影响病人就医，影响社会医疗保障体系的正常运转，给社会带来不稳定因素。因此，对于医院的管理者来说，必须认真做好负债管理。

对此，医院应遵循以下原则：

1.适度负债原则

所谓适度负债，就是要按需举债，量力而行。医院应该按照自身的运营状况和医院的偿债能力，确定合理的举债规模。医院应有一定的自我约束能力，正确、合理地筹集资金、使用资金，不能盲目举债，不能超越自身的偿债能力举债。

2.效益性原则

医院举债的目的是确保正常的医疗活动，医院在举债时，应充分认识到，举债具有正负效应两重性，必须确保资金的使用效益，才能去弊兴利。

3.控制成本原则

无论采取何种举债方式，都要付出一定的代价，包括资金占用费和资金筹集费。在实际工作中，医院应研究举债方式的最优组合，以降低举债的综合成本，对同等期限、同等方式的资金来源，应从中选取最低成本的借款方式和借款对象。另外，还要对筹资的时机进行分析，力争在资金时间成本最低时筹集所需资金。

医院应对不同性质的负债分别管理，及时清理并按照规定办理结算，保证各项负债在规定期限内归还。因债权人特殊原因确实无法偿还的负债，应按规定计入其他收入。原则上，医院不得借入非流动负债，确需借入或需融资租赁的，应按规定报主管部门（或举办单位）和财政部门审批，并原则上由政府负责偿还。医院应该建立财务风险管理指标，以防止出现财务风险。

（二）医院负债的内部控制

1.控制目标

（1）保证医院筹资的合规性、合法性和合理性

医院在开展医疗服务过程中，需要购置先进的医疗设备，改善病人的就医环境，因而会出现举债现象。医院要严格控制负债规模、规范债务管理和规避财务风险，保证医院的可持续发展。医院要严格按国家法律、法规和有关规定进行筹资，规范授权审批及合同、协议等法律文件，从而保证筹资活动的合规性、合法性和合理性。

（2）防止贪污、挪用行为发生

有些举债是在结算和开展医疗服务过程中形成的，如医疗预收款、应缴超收款等，特别是医疗预收款笔数多、金额大，最容易产生货币资金被贪污、挪用等舞弊行为，因此加强对医疗预收款的控制就尤为重要了。

2.控制要点

债务控制的要点包括对病人预交金流程的控制，对大额债务发生的决策、审批、清理、清偿和财务风险防范的控制等。

3.控制方法

医院要建立健全债务管理制度和岗位责任制，不得由一人办理债务业务的全过程。医院债务控制的主要方法有以下三个方面：

（1）不相容职务相互分离控制

不相容职务相互分离控制具体包括：出纳人员不得兼做债务的登记工作，坏账的审批与执行不相容职务要相互分离，债务预算的编制与审批不相容职务要相互分离，债务业务批准与执行不相容职务要相互分离。

（2）授权批准控制

授权批准控制方法要求在筹资预算、预算变更和调整时，必须经医院的预算管理决策机构批准。对于重大债务事项，必须经过领导集体研究、责任人审批，任何个人无权单独做出重大债务事项决策，执行部门要在授权范围内开展工作。对于无预算、未经授权或越权行为，无论该行为是否给单位造成损失，都必须进行调查或处理。

（3）风险控制

医院应树立风险意识，通过风险评估、风险分析、风险识别、风险预警等风险管理系统，对债务管理中可能出现的财务风险，进行全面预防和控制。同时，要将风险意识贯穿筹资预算、结构安排、方式选择、规模确定等各方面，以有效防止财务风险恶化。

4.预收及应付款项内部控制

（1）医疗预收款控制关键点

①制度控制。医院应建立病人预交金管理制度，明确医疗预收款控制方法、程序，建立医疗预收款管理与稽核岗位职责。

②预交金收入和退出手续控制。医院在收取病人预交金时，应当出具统一的预交金收据，并及时解缴银行，登记现金账和在院病人预交金明细账。当病人预交金退出时，医院应收回预交金收据联并逐笔核销，登记在院病人预交金明细账上。

③结算复核控制。为加强对病人出院预交金退出的控制，必须建立预交金退出复核机制。住院结算人员办理预交金退出时，要经另外的结算人员复核，核对病人费用明细账，在院病人预交金明细账，多退少补。

④日报表控制。医院应设置病人医疗预收款日报表，反映当天发生的每个病人每笔医疗预收款收入及退出的金额、票据号码等，以便稽查核对。

⑤稽核控制。医院应设置医疗预收款收入、退出稽核结果记录簿，由稽核人员负责记录稽核结果，发现问题及时查找原因，包括每天将日报表上的收入和退出发生额与计算机电子数据核对，还要求其余额与会计账面余额核对相符。

⑥不定期抽查控制。财务部门要经常抽查医疗预收款稽核情况，不断完善医疗预收款管理制度，确保医疗预收款账账相符、账实相符。

⑦对账控制。月末，医院财务部门要对病人费用明细账、在院病人预交金明细账和现金账余额核对，做到账账相符、账实相符。

⑧就诊卡控制。对已经执行计算机网络管理，并已使用就诊卡的医院，要建立就诊卡管理制度，包括就诊卡制作（加密）、专人保管、发行记录规定等，如果病人的就诊

卡丢失，要先办理挂失手续，补卡或换卡要持有效证件并记录在案。同时，建立计算机操作权限控制。

（2）应付款项内部控制

①制度控制。医院应建立债务授权审批、合同、付款和清理结算的控制制度，债务发生及清偿要以协议、合同、凭证或有关文件为依据。

②定期对账控制。医院财务应根据协议、合同的规定，采取电话查询、函证等办法，及时与债权人核对应付账款明细账；要定期进行债务清理，编制债务账龄分析报告，及时清偿债务，防范和控制财务风险。

③债务风险控制。医院加强债务控制，要充分考虑资产总额、资产负债率、偿债能力和对医院可持续发展影响等因素。对于长期、大额借款，医院应遵循量力而行、控制规模、注重效益、强化责任、防范风险的原则，控制资产负债率，规避债务风险。如发生大额债务，必须经医院领导集体决策，审批人必须在职责权限规定的范围内审批。

医院应建立债务预警机制，根据债务风险情况，制定有效的防范和化解措施。此外，医院应从严控制建设规模和发展速度，遏制盲目扩张，限制银行贷款和融资租赁购置大型医用设备，杜绝以任何名义合资合作医疗项目。

④会计核算控制。医院应按规定手续办理举债及偿还手续，依合约规定审核支付利息和费用。如有指定用途的借款，医院应根据计划或约定使用，不可移作他用。还应正确提供会计信息，要实行财务公开，定期向职工代表大会提供大额举债的可行性研究报告及债务审批程序、债务偿还情况等资料，接受职工的监督。

三、负债类会计科目设置及变化

新旧制度科目主要变化：

第一，新会计制度增设"应缴款项"科目，核算应上缴的国有资产处置收入等。

第二，新会计制度增设"应付票据"科目，增加核算带息票据应在会计期末或票据到期时计算应付利息。

第三，新会计制度在"预收医疗款"科目下增加核算预收门诊病人医疗款的核算内容。

第四，新会计制度改设"应付职工薪酬"科目，增设"应付福利费"科目。

第五，新会计制度增加"应付社会保障费"核算范围。

第六，新会计制度增设"应交税费"科目

第七，新会计制度的"其他应付款"科目核算范围缩小。

第八，新会计制度的"长期借款"科目的借款利息处理更为明确。

第二节　流动负债的核算

一、短期借款核算

（一）短期借款概述

短期借款是医院向银行或其他金融机构等借入的期限在 1 年以下（含 1 年）的各种款项，其主要目的是补充医院的流动资金、偿还短期债务等。

医院借入短期借款后，就构成了医院的负债，在归还短期借款时，除了归还借入的本金外，还应支付利息。资产负债表日，应按照实际利率确定短期借款的利息费用。对于实际利率与合同约定的名义利率差异不大的，也可以采用合同约定的名义利率计算确定利息费用。短期借款利息应作为管理费用，计入当期损益。

（二）短期借款的账户设置

医院应当设置"短期借款"科目，核算短期借款的取得、计息和偿还；应当按照贷款单位设置明细账，并按照贷款种类进行明细核算。该科目属于负债类科目，借方登记偿还借款的本金数额，贷方登记取得借款的本金数额，期末一般为贷方余额，反映医院尚未偿还的短期借款本金数额。

（三）短期借款的账务处理

1.医院在借入各种短期借款时，应按照实际借得的金额，借记"银行存款"科目，贷记"短期借款"科目。

2.当产生短期借款利息时，借记"管理费用"科目，贷记"预提费用""银行存款"等科目。

（1）如果短期借款的利息按期（如月度、季度或半年度）支付或者在借款到期时本息一并偿付，且利息金额较大的，可以采用预提的方法，将其按月预提计入费用，合理计算应当分摊入各期的利息费用，借记"管理费用"科目，贷记"预提费用"科目。

（2）如果短期借款的利息按月支付或者借款到期时本息一并偿付，且利息金额不大的，不需采用预提的方法，而是在实际支付利息时，按照实际支付的利息金额，借记"管理费用"科目，贷记"银行存款"等科目。

3.医院在归还借款时，借记本科目，贷记"银行存款"科目。

医院在偿还短期借款时，如果不采用预提利息的方法核算短期借款利息，应当按照归还的短期借款本金借记"短期借款"科目，按照支付的利息借记"管理费用"科目，按照偿付的本金和利息贷记"银行存款"科目。

二、应缴款项的核算

（一）应缴款项概述

应缴款项是指医院按规定应上缴国库或应上缴行政主管部门的款项，包括出售、报废、毁损固定资产清理、无形资产转让的收入净额等。应缴款项是医院的一项负债，医院取得的应缴款项应按照规定及时上缴，不得截流或挪作他用。

（二）应缴款项的账户设置

医院应当设置"应缴款项"科目，核算应缴入国库或应上缴行政主管部门的款项金额，并按照应缴款项的类别设置明细账，进行明细核算。该科目属于负债类科目，借方登记已缴入国库或已上缴行政主管部门的款项金额，贷方登记应缴入国库或应上缴行政主管部门的款项金额，期末余额反映医院应缴未缴款项的金额，年终缴清后，该科目应无余额。

（三）应缴款项的账务处理

1.医院出售、报废、毁损固定资产清理后，按照清理收入（包括保险理赔收入）扣除清理费用后的净额，借记"固定资产清理—处置净收入"科目，贷记"应缴款项"（按规定上缴时）或"其他收入"科目。

2.医院经批准后转让无形资产，财务部门应按照收到的价款，借记"银行存款"等科目，按所发生的相关税费，贷记"应交税费""银行存款"等科目，按收到的转让价款扣除相关税费后的金额，贷记"应缴款项"（按规定上缴时）或"其他收入"科目。

3.财务部门按规定计算确定或实际取得的其他应缴款项，借记相关科目，贷记"应缴款项"。

三、应付票据的核算

（一）应付票据概述

应付票据是指医院购买库存物资和医疗设备，接受服务供应等，而开出、承兑的商业汇票，包括银行承兑汇票和商业承兑汇票。应付票据是医院延期付款购物的一种方式，在商业汇票尚未到期前，构成医院的负债。在我国，商业汇票的付款期限最长为 6 个月，因而属于短期应付票据。应付票据通常按开出票据的面值入账。

医院应当设置"应付票据备查簿"，详细登记每一应付票据的种类、号数、签发日期、到期日、票面金额、票面利率、合同交易号、收款人姓名或单位名称，以及付款日期和金额等资料。应付票据到期结清时，应当在备查簿内逐笔注销。

（二）应付票据的账户设置

医院应当设置"应付票据"科目，核算其为购买库存物资、医疗设备和接受服务供应等而开出、承兑的商业汇票。医院可以按照债权人设置明细账，并按照应付票据种类进行明细核算。

该科目属于负债类科目，"应付票据"科目借方登记偿还到期票据本息，贷方登记开具应付票据发生额，期末贷方余额反映医院持有的尚未到期的应付票据本息。

（三）应付票据的账务处理

1.医院财务部门因购买物资、设备、接受服务供应等开出、承兑商业汇票时，借记"库存物资""固定资产"等科目，贷记"应付票据"科目；支付银行承兑汇票的手续费时，借记"管理费用"科目，贷记"银行存款"科目。

2.在应付票据到期时，财务部门应当按具体情况分别处理：

（1）在收到银行支付到期票据的付款通知时，借记"应付票据"科目，贷记"银行存款"科目。

（2）对于无力支付票款的，按照应付票据的账面余额，借记"应付票据"科目，贷记"应付账款"科目。

（3）如果为带息应付票据，应当在会计期末或票据到期时计算应付利息，借记"管理费用"科目，贷记"应付票据"科目。

（4）对于到期不能支付的带息应付票据，转入"应付账款"科目核算后，期末时不再计提利息。

（5）对于到期无力偿付的银行承兑汇票票款，按应付票据的账面余额，借记"应付票据"科目，贷记"短期借款"科目。

四、应付账款的核算

（一）应付账款概述

应付账款是医院因购买库存物资、固定资产和接受服务供应等，而应付给供应单位的款项。这些款项在未支付之前构成医院的一项负债，是买卖双方在购销活动过程中由于取得物资与支付货款在时间上的不一致而产生的。

应付账款按应付金额入账，即应按发票账单金额入账，而不按到期应付金额的现值入账。如果购入的物资在形成应付账款时带有现金折扣，应付账款的入账金额为发票金额，即不扣除现金折扣。获得的现金折扣，作为一项理财收益，计入其他收入。

（二）应付账款的账户设置

医院应当设置"应付账款"科目，核算因购买库存物资、固定资产和接受服务供应而发生的应付账款，并在该科目下按照"应付工程款""其他应付账款"及债权人设置明细账，进行明细核算。该科目属于负债类科目，借方登记偿还供货单位应付账款数，贷方登记应付账款的发生额，期末贷方余额反映医院尚未支付的应付账款。

（三）应付账款的账务处理

1.医院购入药品、卫生材料、设备，当购入药品、材料、设备验收入库，但尚未支付款项时，按照应付未付金额，借记"库存物资""固定资产"等科目，贷记"应付账款"科目。

2.在实际支付款项时，借记"应付账款"科目，贷记"银行存款"等科目。

3.在开出、承兑商业汇票抵付应付账款时，借记"应付账款"科目，贷记"应付票据"科目。

4.当确实无法支付账款或由其他单位承担应付账款，应借记"应付账款"科目，贷记"其他收入"科目。

五、预收医疗款的核算

（一）预收医疗款概述

预收医疗款是指医院预收住院病人、门诊病人的预交金和医疗保险机构预拨的医疗保险金等。

医院在开展医疗服务活动中，病人就医及住院时，按照规定，医院应根据病人的病情和治疗的需要，合理确定、收取一定的预交金。对于病人预交的住院医药费，应定期与实际发生的住院医药费进行核对，做到让住院病人对住院费用心中有数，应做到及时清理，以避免发生欠费，当病人出院时，应及时结算。

为反映医院预收医疗款结算情况，要按个人或单位进行明细核算，可根据历年或多年病人历史资料，测定各病种平均费用水平，合理确定预收医疗款收取标准。

（二）预收医疗款的账户设置

医院应当设置"预收医疗款"科目，核算医院预收住院病人、门诊病人的款项，并在该科目下按照住院病人、门诊病人等设置明细科目，对预收医疗款进行明细核算。

该科目是负债类科目，贷方登记收到的预交医疗款数额，借方登记结算冲转和退还的预收医疗款数额，期末贷方余额反映医院向住院病人、门诊病人等预收但尚未结算的款项。

（三）预收医疗款的账务处理

1.医院收到住院病人预交金或医疗保险机构预拨的医疗保险金，按实际预收的金额，借记"银行存款""库存现金"等科目，贷记"预收医疗款"科目。

2.医院在与门诊病人结算医疗费时，如果病人应付的医疗款金额大于其预交金额，按病人补付金额，借记"库存现金""银行存款"等科目，按病人预交金额，借记"预收医疗款"科目，按病人应付的医疗款金额，贷记"医疗收入"科目；如果病人应付的医疗款金额小于其预交金额，按病人应付的医疗款金额，借记"预收医疗款"科目，贷记"医疗收入"科目；对于退还病人差额的，还应按退还金额，借记"预收医疗款"科目，贷记"库存现金""银行存款"等科目。

3.住院病人办理出院手续，在结算医疗费时，如果病人应付的医疗款金额大于其预交金额，应按病人补付金额，借记"库存现金""银行存款"等科目，按病人预交金额，借记"预收医疗款"科目，按病人欠费金额，借记"应收医疗款"科目，按病人应付的医疗款金额，贷记"应收在院病人医疗款"科目；如果病人应付的医疗款金额小于其预交金额，应按病人预交金额，借记本科目，按病人应付的医疗款金额，贷记"应收在院病人医疗款"科目，按退还给病人的差额，贷记"库存现金""银行存款"等科目。

4.对于出院病人结算欠费，按其补交数，借记"库存现金""银行存款"等科目，按其应付的医药费金额，贷记"应收医疗款"科目。

5.医院在与医疗保险机构结算医疗款时，按医疗保险机构预拨的医疗保险金，借记"预收医疗款"科目，按医疗保险机构应付的医疗保险结算金额，贷记"应收医疗款—医疗保险机构费用"科目，按医疗保险机构补付或医院退还给医疗保险机构的金额，借记或贷记"银行存款"等科目。

六、应付职工薪酬的核算

（一）应付职工薪酬概述

应付职工薪酬是指医院按有关规定应付给职工的各种薪酬，包括工资、津补贴和奖金等，也包括职工在职期间和离职后提供给职工的全部货币薪酬和非货币性福利。医院应当在职工为其提供服务的会计期间，将应付的职工薪酬确认为负债。

医院应当按照相关规定，根据相关考勤记录、工时记录和工资标准等，编制"职工薪酬计算单"，计算职工薪酬各项目，并应当将"职工薪酬计算单"进行汇总，编制"职工薪酬汇总表"。医院应当设置"应付职工薪酬明细账"，按照职工类别分设账页，按照职工薪酬的组成内容分设专栏，根据"职工薪酬计算单"或"职工薪酬汇总表"进行登记。

职工薪酬主要包括以下内容：

1.应付工资（含离退休费），是指按国家统一规定发放给职工的岗位工资、薪级工资、绩效工资、离退休费，以及经国务院或人力资源和社会保障部、财政部批准设立的津贴补贴。

2.应付地方（部门）津贴补贴，是指医院所在各地区各部门及单位自己按规定出台的津贴补贴。

3.应付其他个人收入，是指医院按国家规定发给个人除工资（含离退休费）、地方（部门）津贴补贴以外的其他收入，包括误餐费、夜餐费、出差人员伙食补助费、市内交通费、出国人员伙食费、公杂费、个人国外零用费、发放给个人的一次性奖励等。

（二）应付职工薪酬的账户设置

医院应当设置"应付职工薪酬"科目，核算应付给职工的各种薪酬，包括工资、津补贴和奖金等，并在该科目下设置"应付工资（含离退休费）""应付地方（部门）津贴补贴""应付其他个人收入"等明细科目，进行明细核算。该科目为负债类科目，贷方反映应付职工薪酬的数额，借方反映实际支付给职工的薪酬数额，期末贷方余额反映医院应付未付的职工薪酬。

（三）应付职工薪酬的账务处理

1.医院财务部门计算分配应付的职工薪酬时，借记"医疗业务成本""在加工物资"（专门从事物资自制人员发生）、"管理费用"等科目，贷记"应付职工薪酬"科目。

2.采用国库直接支付方式支付职工薪酬的，根据财政国库支付执行机构委托代理银行转来的《财政直接支付入账通知书》和代发工资银行盖章转回的工资发放明细表，借记"应付职工薪酬"科目，贷记"财政补助收入"科目。

3.采用国库授权支付方式支付职工薪酬的，借记"应付职工薪酬"科目，贷记"零余额账户用款额度"科目。

4.采用银行存款等其他方式支付职工薪酬的，借记"应付职工薪酬"科目，贷记"库存现金""银行存款"等科目。

5.从应付职工薪酬中代扣代缴的各种款项（如职工基本养老保险费、失业保险费、基本医疗保险费、住房公积金、个人所得税等），借记"应付职工薪酬"科目，贷记"应付社会保障费""应交税费"等科目。

七、应付福利费的核算

（一）应付福利费概述

应付福利费是医院准备用于医院职工福利方面的资金。这是医院使用了职工的劳动技能、知识等以后，除了有义务承担必要的劳动报酬以外，还必须负担的对职工福利方面的义务。

（二）应付福利费的账户设置

医院应设置"应付福利费"科目，核算医院从成本费用中提取的、准备用于职工福利方面的资金。该科目为负债类科目，贷方反映应提取的职工福利费，借方反映按规定的开支范围支付的职工福利费，期末贷方余额反映医院提取尚未支付的职工福利费金额。

（三）应付福利费的账务处理

1.医院财务部门在提取职工福利费时，按提取金额，借记"医疗业务成本""在加工物资"（专门从事物资自制人员）、"管理费用"等科目，贷记"应付福利费"科目。

2.财务部门在按规定的开支范围支付职工福利费时，借记"应付福利费"科目，贷记"现金""银行存款"等科目。

八、应付社会保障费的核算

（一）应付社会保障费概述

应付社会保障费是指医院按有关规定应付给社会保障机构的各种社会保障费，包括城镇职工基本养老保险费、失业保险费、基本医疗保险费、工伤生育保险费、住房公积金（单位负担部分）等。为保障单位职工的合法权益，医院应按时足额支付各项社会保险费。

应付社会保障费是医院的负债，应当在职工为其提供服务的会计期间，按照国家统一规定的计提基础和计提比例提取。对于没有明确规定计提基础或国家规定计提比例范围的，医院应当根据历史经验数据和自身实际情况，确定计提基础和比例计提。

（二）应付社会保障费的账户设置

医院应当设置"应付社会保障费"科目，核算医院按照规定应付给社会保障机构的各项社会保障费的支付情况，并在该科目下按社会保障费类别设置明细账，进行明细核算。该科目是负债类科目，贷方反映已计提的应付社会保障费数额，借方反映实际支付给社会保障机构的社会保障费数额，期末贷方余额反映医院应付但尚未支付给社会保障机构的社会保障费。

（三）应付社会保障费的账务处理

1.医院从应付职工薪酬中代扣代缴的社会保障费，借记"应付职工薪酬"科目，贷记"应付社会保障费"科目。

2.计算确定应由医院为职工负担的社会保障费，借记"医疗业务成本""在加工物资""管理费用"等科目,贷记"应付社会保障费"科目。

3.采用国库直接支付方式支付社会保障费的,根据财政国库支付执行机构委托代理银行转来的《财政直接支付入账通知书》等,借记"应付社会保障费"科目,贷记"财政补助收入"科目。

4.采用国库授权支付方式支付社会保障费的,借记"应付社会保障费"科目,贷记"零余额账户用款额度"科目。

5.采用银行存款等其他方式支付社会保障费的,借记"应付社会保障费"科目,贷记"库存现金""银行存款"等科目。

九、应交税费的核算

(一) 应交税费概述

应交税费是指医院按照国家有关税法规定应当交纳或代扣代缴的各种税费,包括营业税、城市维护建设税、教育费附加、个人所得税、车船使用税、房产税和城镇土地使用税等。

医院作为事业单位,因其非营利性质,根据国家现行税法的有关规定,可以享受一些税收优惠。但医院也可能发生应税行为,并需要按照税法的规定交纳相关税金,因此需要进行应交税金的核算。目前,根据国家税收法规的有关规定,非营利性医院的税收优惠政策主要包括以下内容:

1.对于符合《中华人民共和国企业所得税法》和《中华人民共和国企业所得税法实施条例》规定的属于非营利组织的医院,下列收入免征企业所得税:

(1) 接受其他单位或者个人捐赠的收入。

(2) 除《中华人民共和国企业所得税法》第七条规定的财政拨款以外的其他政府补助收入,但不包括因政府购买服务取得的收入。

(3) 按照省级以上民政、财政部门规定收取的会费。

(4) 不征税收入和免税收入产生的银行存款利息收入。

(5) 财政部、国家税务总局规定的其他收入。

2.根据《中华人民共和国营业税暂行条例》规定,对医院、诊所和其他医院提供的医疗服务,免征营业税。

3.对非营利性医院自产自用的制剂，免征增值税。

4.非营利性医院的药房分离为独立的药品零售企业，应按规定征收各项税收。

5.对非营利性医院自用的房产、土地、车船，免征房产税、城镇土地使用税和车船使用税。

（二）应交税费的账户设置

医院应当设置"应交税费"科目，核算医院按照国家有关税法规定应当交纳或代扣代缴的各种税费，包括营业税、城市维护建设税、教育费附加、个人所得税、车船使用税和房产税等，并在该科目下根据具体情况，设置明细科目，进行明细核算。该科目为负债类科目，贷方登记按照税法规定计算的应交税费金额，借方登记实际交纳税金额，期末贷方余额反映医院尚未交纳的税费，期末借方余额反映医院多交的税费。

（三）应交税费的账务处理

1.发生营业税、城市维护建设税、教育费附加纳税义务的，按照税法规定计算的应交税费金额，借记"固定资产清理"（出售不动产应交的税费）、"其他支出"等科目，贷记"应交税费"科目。在实际交纳时，借记"应交税费"科目，贷记"银行存款"等科目。

2.发生代扣代缴个人所得税纳税义务的，按照税法规定计算应代扣代缴的个人所得税，借记"应付职工薪酬"科目，贷记"应交税费"科目。在交纳个人所得税时，借记"应交税费"科目，贷记"银行存款"科目。

3.按税法规定计算的应交房产税、城镇土地使用税和车船使用税等，借记"管理费用"科目，贷记"应交税费"科目。在实际交纳时，借记"应交税费"科目，贷记"银行存款"等科目。

4.发生其他纳税义务的，按照应交纳的税金，借记有关科目，贷记"应交税费"科目。在实际交纳税金时，借记"应交税费"科目，贷记"银行存款"等科目。

十、其他应付款的核算

（一）其他应付款的内容

其他应付款是医院除了应缴款项、应付票据、应付账款、预收医疗款、应付职工薪酬、应付社会保障费、应交税费以外的应付、暂收其他单位或个人的款项，如租入固定资产的租金、存入保证金、应付统筹退休金、应交个人住房公积金和职工未按期领取的工资等。

（二）其他应付款的账户设置

医院应当设置"其他应付款"科目，核算其他应付款的增减变动及结存情况，并在该科目下按照应付、暂收款项的类别和单位或个人设置明细账，进行明细核算。该科目为负债类科目，借方登记其他应付款的减少，贷方登记其他应付款的增加，期末贷方余额反映医院尚未偿付的其他应付款项。

（三）其他应付款的账务处理

1.当发生暂收、应付的款项时，借记"银行存款"等科目，贷记"其他应付款"科目。在支付款项时，借记"其他应付款"科目，贷记"银行存款"等科目。

2.对于确实无法支付或由其他单位承担的其他应付款，借记"其他应付款"科目，贷记"其他收入"科目。

十一、预提费用的核算

（一）预提费用概述

预提费用是指医院按照规定预先提取的已经发生但尚未支付的费用，如预提的短期借款利息、租金等。医院在日常活动中发生的某些费用不一定当时就要支付，但按照权责发生制原则，属于当期的费用应该在发生当期确认，医院按期预提计入费用的金额，同时形成流动负债。

（二）预提费用的账户设置

医院应当设置"预提费用"科目，核算其预先提取的已经发生但尚未支付的费用，并在该科目下应当按照费用种类设置明细账，进行明细核算。该科目为负债类科目，借方登记支付的费用数额，贷方登记预提的费用数额，期末贷方余额反映医院已预提但尚未实际支出的各项费用。

（三）预提费用的账务处理

1.在按规定预提短期借款利息、租金等时，按照预提的金额，借记"管理费用""医疗业务成本"等科目，贷记"预提费用"科目。

2.在实际支付款项时，借记"预提费用"科目，贷记"银行存款"等科目。

第三节　非流动负债的核算

一、长期借款的核算

（一）长期借款概述

长期借款是指医院经批准向银行借入的偿还期限在 1 年以上（不含 1 年）的各项借款。长期借款一般用于医疗设备的购置、基建工程、大修工程、对外投资，以及保持医院的长期运营能力等方面。

长期借款按有无抵押担保，可分为抵押借款和无抵押借款；按偿还方式，可分为定期偿还借款和分期偿还借款。

（二）长期借款的账户设置

为了反映和核算医院的长期借款，医院会计应设置"长期借款"科目。该科目的贷方登记长期借款本息的增加数，借方登记本息的减少数，"长期借款"科目期末贷方余额反映医院尚未偿还的长期借款本息。"长期借款"科目应按贷款单位和具体贷款种类进行明细核算。

（三）长期借款的账务处理

1.借入长期借款时，按照实际借入额，借记"银行存款"等科目，贷记"长期借款"科目。

2.为购建固定资产发生的专门借款利息，根据应计利息，分别情况处理：属于工程项目建设期间发生的，计入工程成本，借记"在建工程"科目，贷记"长期借款"科目；属于工程完工交付使用后发生的，计入管理费用，借记"管理费用"科目，贷记"长期借款"科目。

3.其他的长期借款利息应当计入管理费用，借记"管理费用"科目，贷记"长期借款"科目。

4.归还长期借款本息时，借记"长期借款"科目，贷记"银行存款"科目。

二、长期应付款的核算

（一）长期应付款概述

长期应付款是指医院发生的偿还期限在 1 年以上（不含 1 年）的应付款项，如融资租入固定资产的租赁费等。

医院除了通过财政拨款、借款等构建长期资产外，还可以经批准采用融资租赁等形式租入固定资产等。一般情况下，资产使用在前，款项支付在后，而且期限较长，从而会形成医院的非流动负债，称其为长期应付款。

（二）长期应付款的账户设置

医院应当设置"长期应付款"科目，核算医院发生的期限在 1 年以上的应付款项，并在该科目下按照长期应付款的种类设置明细账，进行明细核算。该科目为负债类科目，借方登记长期应付款的偿还数额，贷方登记长期应付款的发生数额，期末贷方余额反映医院尚未支付的各种长期应付款。

（三）长期应付款的账务处理

1.发生长期应付款时，借记"固定资产""在建工程"等科目，贷记"长期应付款"科目。

2.支付长期应付款时，借记"长期应付款"科目，贷记"银行存款"科目。

参 考 文 献

[1]杜方兴，苏梅英，张回应. 医院财务管理与财务分析[M]. 长春：吉林科学技术出版社，2023.

[2]赵丽，陈熙婷. 智能时代的财务管理及其信息化建设[M]. 汕头：汕头大学出版社，2023.

[3]方璐. 医院综合管理研究[M]. 兰州：甘肃科学技术出版社，2023.

[4]卢文，张延红，陈永利. 新形势下医院财务管理与创新研究[M]. 长春：吉林科学技术出版社，2022.

[5]徐元元，田立启，侯常敏；等. 医院经济运行分析[M]. 北京：企业管理出版社，2018.

[6]陈娟. 整体思维下公立医院审计管理研究[M]. 南京：东南大学出版社，2022.

[7]钱庆文. 医院财务管理[M]. 北京：中国对外翻译出版公司，2021.

[8]伍咏梅，张炜. 医院财务管理实务与案例：以四川大学华西医院为例[M]. 成都：四川科学技术出版社，2021.

[9]韦铁民. 医院精细化管理实践（第三版）[M]. 北京：中国医药科学技术出版社，2021.

[10]兰芳. 现代医院财务管理研究[M]. 延吉：延边大学出版社，2020.

[11]陈英博. 现代医院财务管理探索[M]. 北京：现代出版社，2020.

[12]夏冕. 中国公立医院财务治理研究[M]. 北京：科学出版社，2020.

[13]王瑛. 新会计制度背景下的医院财务管理[M]. 北京：北京工业大学出版社，2018.

[14]张丽，赵建华，李国栋. 财务会计与审计管理[M]. 北京：经济日报出版社，2019.